Sima Djalali

Das Hüft-TEP-Dilemma

Sima Djalali

Das Hüft-TEP-Dilemma

Der Einfluss von Spongiosapfahlschrauben auf das Migrationsverhalten zementfreier Press-fit-Pfannen in der Hüftendoprothetik - eine EBRA-Analyse

Südwestdeutscher Verlag für Hochschulschriften

Imprint
Any brand names and product names mentioned in this book are subject to trademark, brand or patent protection and are trademarks or registered trademarks of their respective holders. The use of brand names, product names, common names, trade names, product descriptions etc. even without a particular marking in this work is in no way to be construed to mean that such names may be regarded as unrestricted in respect of trademark and brand protection legislation and could thus be used by anyone.

Publisher:
Südwestdeutscher Verlag für Hochschulschriften
is a trademark of
Dodo Books Indian Ocean Ltd., member of the OmniScriptum S.R.L Publishing group
str. A.Russo 15, of. 61, Chisinau-2068, Republic of Moldova Europe
Printed at: see last page
ISBN: 978-3-8381-2424-7

Zugl. / Approved by: Düsseldorf, Heinrich-Heine-Universität, Diss., 2010

Copyright © Sima Djalali
Copyright © 2011 Dodo Books Indian Ocean Ltd., member of the OmniScriptum S.R.L Publishing group

Für Simonique Jack

Inhaltsverzeichnis

I. EINLEITUNG 5
II. ALLGEMEINER TEIL 7
   1. Historischer Überblick 7
      1.1 Zementierte Pfannen 8
      1.2 Zementfreie Fixation 12
         1.2.1 Schraubpfannen 15
         1.2.2 Press-fit-Pfannen 16
      1.3 Stabilisierungsschrauben 19
   2. Aseptische Lockerung 22
      2.1 Pathomechanismus der aseptischen Lockerung 22
      2.2 Risikofaktoren 26
      2.3 Bedeutung der Stabilisierungsschrauben 26
      2.4 Radiologisches Erscheinungsbild 30
   3. Migrationsmessung 33
      3.1 Radiostereometrische Analyse (RSA) 33
      3.2 Einzelbild- Röntgen- Analyse (EBRA) 34
III. SPEZIELLER TEIL 35
   1. Studiendesign 35
   2. Material und Methoden 36
      2.1 Patientenkollektiv 36
         2.1.1 Diagnosen und Operationsindikation 37
         2.1.2 Risikofaktoren 38
      2.2 Implantatdesign 42
         2.2.1 Die Alpha-Lock-Pfanne 42
         2.2.2 Die Duraloc-Pfanne 43
      2.3 Operation 44
         2.3.1 Pfannengröße 46
         2.3.2 Femurkopfgröße 47
         2.3.3 Schraubenanzahl 48
      2.4 Nachuntersuchung 53
      2.5 Migrationsanalyse mittels EBRA 53
         2.5.1 Röntgenbilder 53
         2.5.2 Hard- und Softwarevoraussetzungen 54
         2.5.3 Messvorgang 55
         2.5.4 Auswertung 57
         2.5.5 Messgenauigkeit 61
      2.6 Konventionelle Röntgenuntersuchung 62
      2.7 Migration und Lockerungsdiagnose 62

Inhaltsverzeichnis

- 2.8 Statistik 63
- 3. Ergebnisse 65
  - 3.1 Nachuntersuchungen 65
    - 3.1.1 Revisionsfälle 65
  - 3.2 Konventionelle Röntgenuntersuchung 67
  - 3.3 Pfannenmigrationsanalyse mittels EBRA 69
    - 3.3.1 Horizontale Migration im Gesamtkollektiv 70
    - 3.3.2 Vertikale Migration im Gesamtkollektiv 71
    - 3.3.3 Messung der Pfanneninklination 72
    - 3.3.4 Messung der Pfannenanteversion 74
    - 3.3.5 Zusammenfassung auffälliger Messwerte 76
    - 3.3.6 Unterschiedliche Migrationsmuster 77
      - (1) Beispiel einer stabilen Pfanne 77
      - (2) Beispiel einer migrierten und später restabilisierten Pfanne 79
      - (3) Beispiel einer progredient migrierten und gelockerten Pfanne 81
  - 3.4 Aseptische Lockerung 83
  - 3.5 Inlayverschleiß 84
  - 3.6 Statistische Analyse 88
    - 3.6.1 Merkmale der Patientengruppe mit Migration >1 mm 88
      - (1) Pfannenimplantat und Stabilisierungsschrauben 88
      - (2) Risikofaktoren 90
    - 3.6.2 Vergleich der Patientengruppen mit vs. ohne Migration 92
      - (1) Pfannenimplantat und Stabilisierungsschrauben 92
      - (2) Risikofaktoren 97
    - 3.6.3 Korrelationsberechnungen 98
      - (1) Anzahl und Länge der Stabilisierungsschrauben 98
      - (2) Pfanne und Femurkopfprothese 102
      - (3) Personenbezogene Faktoren 105
      - (5) Inlayverschleiß 109
- 4. Diskussion 111
  - 4.1 Zusammenfassung und Bewertung der Ergebnisse 112
    - 4.1.1 Migration 112
    - 4.1.2 Konventionelle Röntgenuntersuchung 119
    - 4.1.3 Inlayverschleiß 119
  - 4.2 Fazit 120
- IV. ANHANG 122
  - Literaturverzeichnis 123

Abkürzungsverzeichnis

Abb.	Abbildung
ap	anterior- posterior
BMI	Body Mass Index
bzw.	beziehungsweise
CI	Konfidenzintervall
cm	Centimeter
EBRA	Einzelbild-Röntgen-Analyse
etc.	et cetera
GB	Giga Byte
GdB	Grad der Behinderung
HDP	High density Polyethylene
HHS	Harris Hip Score
JJJJMMTT	Datumsangabe Jahr-Jahr-Jahr-Jahr- Monat- Monat- Tag- Tag
JPEG	Joint Photographics Expert Group, Format für Bilddateien
LWS	Lendenwirbelsäule
mm	Milimeter
mm^2	Quadratmillimeter
Nr.	Nummer
OP	Operation
PE	Polyethylen
postop.	postoperative
ROM	Range of Motion
RSA	Radiostereometrische Analyse
SD	Standardabweichung
SH	Oberschenkelhals
Tab.	Tabelle
TEP	Totalendoprothese
UHMWPE	Ultra High Molecular Weight Polyethylene
USB	Universal Serial Bus, Schnittstelle zur Datenübertragung
WHO	World Health Organisation

I. EINLEITUNG

In Deutschland erhalten gegenwärtig etwa 200 000 Patienten pro Jahr einen künstlichen Hüftgelenkersatz. Weltweit sind es weit über 500 000 Patienten (CYTEVAL et al. 2002), wobei die Tendenz steigend ist. Damit ist die Implantation der Hüfttotalendoprothese (Hüft-TEP) zur häufigsten Operation in der modernen Orthopädie avanciert.

Hauptindikation ist die fortgeschrittene primäre Coxarthrose des älteren Menschen. Sie macht 77,7% der Operationen aus. In abnehmender Häufigkeit folgen Frakturen (11,1%), entzündliche Arthritiden (4%), idiopathische Femurkopfnekrosen (2,8%) sowie Dysplasiecoxarthrosen (1,8%) (KÄRRHOLM et al. 2009). Die Inzidenz dieser Hüftgelenkserkrankungen nimmt im Alter zu. Die westlichen Industriegesellschaften unterliegen gegenwärtig einem demographischen Wandel, mit einem wachsenden Bevölkerungsanteil der über 80-Jährigen (BERTELSMANN STIFTUNG 2008). Diese Tatsache allein ist jedoch nicht für den starken Anstieg in der Hüft-TEP-Versorgung verantwortlich. Vor allem, da die Patienten, die sich einer solchen Operation unterziehen, immer jünger werden. Das durchschnittliche Patientenalter sank in den letzten zehn Jahren für beide Geschlechter kontinuierlich von knapp über 70 Jahre auf unter 70 Jahre ab (KÄRRHOLM et al. 2007).

Vielmehr ist der Anteil der Hüft-TEP-Operationen gegenüber alternativer Therapiemodi gestiegen. Grund dafür, dass sich immer mehr Patienten und ihre Ärzte für die Therapie mit einer Totalendoprothese entscheiden, sind die zunehmend guten Langzeitergebnisse, die mit den heutigen Prothesendesigns erzielt werden. Die aktuelle Auswertung des weltweit führenden Registers zur Erfassung von Hüft-TEP-Operationen in Schweden, dem „Swedish National Hip Arthroplasty Register", ergibt für die gängigen Implantatmodelle zusammengefasst eine durchschnittliche Zehn-Jahres-Überlebensrate von 93,6% (± 0,3), mit einem Konfidenzintervall von 95%.

Im Vergleich hierzu lag die 10-Jahres-Überlebensrate einer Prothese zu Beginn der Aufzeichnungen des Registers im Jahr 1979 noch bei 85,2% (± 0,7).

Somit stellt die Implantation einer künstlichen Hüfte heutzutage keinen experimentellen Eingriff mehr dar, bei dem die potentiell zu gewinnende Lebensqualität gegen ein hohes Versagensrisiko aufgewogen werden muss. Im Gegenteil, die Wiederherstellung der Belastungs- und Bewegungsfreiheit durch eine Prothese setzt den Goldstandard, an dem sich alle anderen Therapieoptionen zur Behandlung eines geschädigten Hüftgelenks messen müssen. Dennoch wird weiter an der Optimierung der derzeit verfügbaren Endoprothesendesigns gearbeitet.

Die Hauptkomplikation, die gegenwärtig die Langzeitfunktionalität einer Hüftprothese limitiert, ist die aseptische Lockerung. Insbesondere die Pfannenkomponente (Cup) ist davon betroffen. Nach zehn Jahren zeigen 11% aller Pfannenkomponenten radiographische Zeichen einer Lockerung (KÄRRHOLM et al. 2004). Das daraus resultierende klinische Versagen des Pfannenimplantates ist laut THANNER (1999) zugleich die häufigste Ursache für eine Revisionsoperation.

Es stellt sich also die Frage nach dem besten Verankerungsprinzip. Seit den 1990er-Jahren wird die zementlose Press-fit Technik als *state of the art* gehandelt (MORSCHER 1992), bei der die Pfanne in das präparierte Acetabulum eingeschlagen wird und sich elastisch verklemmt. In der praktischen Anwendung haben sich allerdings zwei Schulen herausgebildet: Das Press-fit-System in seiner Reinform, welches ohne zusätzliche Verankerungsmechanismen angewandt wird und das Press-fit-System mit zusätzlicher Schraubenunterstützung. Hintergrund des Schraubeneinsatzes ist die theoretisch-wissenschaftliche Überlegung, dass sich durch das Einbringen von zusätzlichen Schrauben die initiale Verankerungsstabilität erhöht und somit die langfristige Integration des Pfannenimplantats in den Knochen gefördert wird. Der tatsächliche Nutzen dieser Maßnahme wird jedoch kontrovers diskutiert.

Derzeit finden sich in der Literatur erste Hinweise, dass durch das Einbringen von Pfahlschrauben, entgegen der theoretisch-wissenschaftlichen Erkenntnisse, die Rate aseptischer Lockerungen möglicherweise erhöht werden könnte (MANLEY et al. 2002, MORSCHER et al. 2002, RÖHRL et al. 2004).

Ziel der vorliegenden Dissertationsarbeit ist, die Bedeutung von Pfahlschrauben für die Stabilität und Haltbarkeit von zementfrei fixierten Press-Fit-Pfannenkomponenten zu evaluieren.

II. ALLGEMEINER TEIL

1. Historischer Überblick

Die Idee, ein künstliches Acetabulum mittels Schrauben zu fixieren, ist keineswegs neu. Im Gegenteil, sie geht bis zurück auf WILES, den Entwickler der ersten funktionalen Hüfttotalendoprothese. Im Jahre 1938 konstruierte er einen künstlichen Femurkopf, dessen Widerlager, eine Schale aus rostfreiem Stahl, mit Schrauben am Becken fixiert wurde.

Diese Form der Befestigung war allerdings nicht das Ergebnis gezielter, qualitätsorientierter Forschung. Sie war das Produkt rein technischer Überlegungen: Nur eine fest positionierte Pfanne kann eine ordentliche Artikulation mit dem künstlichen Gelenkkopf gewährleisten. Über diesen pragmatischen Gesichtspunkt hinaus, spielte die Frage der Pfannenfixation zu diesem frühen Zeitpunkt der TEP-Evolution eine vergleichsweise untergeordnete Rolle.

Im Vordergrund stand zunächst die Entwicklung einer geeigneten Femurkomponente.

Trotz zunehmender Kenntnisse über die funktionelle Anatomie des Hüftgelenks und ihrer Berücksichtigung bei der Formfindung neuer Prothesen, waren die bis 1959 entwickelten Modelle so unausgereift, dass die damit assoziierten Probleme alle durch sie erreichten Erfolge in den Schatten stellten. Neben Schwierigkeiten, ein ebenso stabiles, wie immunologisch inertes, Herstellungsmaterial zu entwickeln, erwies sich die Verankerung im Femur als zentrales Problem. Angesichts der im Hüftgelenk übertragenen Kräfte hielten die Femurkomponenten nicht stand und führten bereits nach kurzer Zeit zu einem Implantatversagen, bevor Komplikationen der Pfannenbefestigung sich überhaupt bemerkbar machen konnten.

Langlebig wurden die Femurkomponenten erst durch die Einführung des sogenannten Knochenzements (Polymethylmethacrylat, PMMA) in der Endo-prothetik. Hierbei verzahnt sich das PMMA in noch flüssigem Zustand mit dem spongiösen Knochen sowie mit dem eingebrachten Implantat und härtet binnen weniger Minuten in einer exothermen Polymerisationsreaktion aus.

Dieses Befestigungsprinzip wurde automatisch mit auf die Pfannenkomponente übertragen und hat aufgrund der positiven Langzeitergebnisse andere Befestigungsmodelle, einschließlich der reinen Schraubenfixation in den folgenden Jahrzehnten vom Markt verdrängt.

1.1 Zementierte Pfannen

Die Einführung des PMMA-Knochenzementes und der sogenannten *„low friction arthroplasty"* in den 1960er Jahren durch Sir John CHARNLEY war bahnbrechend und markiert die eigentliche Geburtsstunde der modernen Endoprothetik.

Durch das Auffüllen des Knochenbettes um die Kopfprothese mit Polymethylmetha-crylat (PMMA-bone cement) vergrößert sich die effektive Kontaktfläche zwischen Knochen und Implantat. Dadurch werden die einwirkenden Druck- und Scherkräfte circa um das 30fache verringert, die Verschieblichkeit der Prothese im Femurschaft um das 200fache (HUGGLER und SCHREIBER 1978).

Das *Low friction*-Prinzip, heute selbstverständlich für alle modernen Prothesentypen, wirkt darüber hinaus, unabhängig vom Zement. Darunter fallen alle Maßnahmen, welche die Effekte der Reibung zwischen den artikulierenden Prothesenkomponenten minimieren.

Der Reibungskoeffizient und das Drehmoment, die auf das Implantat wirken, führen unter Belastung zu destabilisierenden Relativbewegungen zwischen Knochen und Implantat. CHARNLEY (1969) konnte zeigen, dass sich diese Kräfte signifikant minimieren, wenn die Prothesenkomponenten so gewählt werden, dass der äußere Durchmesser der Acetabulumskomponente gegenüber dem Prothesenkopf relativ überdimensioniert ist. Hatte CHARNLEY initial Großköpfe mit einem Durchmesser von 44 mm verwendet, reduzierte er nun die Femurkopfgröße der Prothesen bis auf 22 mm. Unter Verwendung von Pfannenkomponenten mit einem Durchmesser von 40 mm bzw. 43 mm wurde somit ein Größenverhältnis von 2:1 von Pfanne zu Femurkopf erreicht und der Reibungskoeffizient und

II. ALLGEMEINER TEIL – 1.1 Zementierte Pfannen

Drehmoment verringert. Solch ein Größenverhältnis geht jedoch mit einer vermehrten Luxationstendenz einher. Aktuelle Prothesendesigns berücksichtigen auch dies und sind in der Regel mit 32er-Köpfen ausgestattet.

Auch der Einsatz verschleißresistenter Oberflächenmaterialen fällt unter das *Low friction*-Prinzip. CHARNLEY (1963) führte als Erster Pfannenkomponenten aus dem Kunststoff Polyethylen (PE) ein. Zuvor hatte er Pfannen aus Teflon verwendet, dabei aber festgestellt, dass das Metall einen hohen Kaltfluss aufweist, sich deshalb unter der Belastung verformt.

Im Gegensatz zu den vor 1959 entwickelten TEP-Modellen wurde seit Einführung des Knochenzementes die sogenannte CHARNLEY-Endoprothese in den folgenden Jahrzehnten vielfach klinisch angewandt. Über zehntausend Mal wurde sie allein in der Anfangszeit bis 1975 implantiert und zählt bis heute zu den meist verwendeten Implantaten, mit exzellenten Zehn-Jahres-Überlebensraten von 94,4% (± 0,5% CI 95%) (KÄRRHOLM et al. 2005). Das entspricht einer Revisionsrate von 5,6%.

Beleuchtet man den Erfolg allerdings näher, fällt eine Diskrepanz zwischen dem Outcome der einzelnen Prothesenteile auf. Die langfristige hohe Verankerungsqualität zementierter Femurkomponenten kann sowohl durch klinische Studien (MULROY UND HARRIS 1990), als auch autoptische Studiendesigns (MALONEY et al. 1989) belegt werden. Die zementierten Pfannen-Komponenten schneiden dagegen weit weniger erfolgreich ab. Die initial erzielte Stabilität einer zementierten Pfanne ist zwar hoch, jedoch nicht von langer Dauer. Nach einer Untersuchung von MÜLLER et al. (2003) treten im Durchschnitt 7,59 Jahre postoperativ deutliche radiologische Zeichen der Lockerung zementierter Pfannenkomponenten auf.

Zwar ist längst nicht jede, radiologisch als locker eingestufte, Hüftprothesenpfanne auch klinisch symptomatisch und damit revisionsbedürftig. Doch zahlreiche Nachuntersuchungen, die über den Zeitraum von zehn Jahren hinausgehen, offenbaren eindeutig steigende Revisionsraten aufgrund von Lockerungen des zementierten Pfannenimplantates (GARCIA-CIMBRELO und MUNUERA 1992, KAVANAGH et al. 1994, MADEY et al. 1997, SCHULTE et al. 1993, SMITH et al. 1998, WROBLEWSKI 1986).

STAUFFER (1982) fand bei 231 zementierten Pfannen aus *High-density*-Polyethylen (HDP), die im Mittel nach zehn Jahren nachuntersucht wurden, eine Lockerungsrate von 11,3% und eine Revisionsrate von 3%.
SMITH et al. (1998) untersuchten 140 zementierte HDP-Pfannen nach durchschnittlich 18 Jahren. Hier betrug die Lockerungsrate 27%. Revisionen mussten an 17% des Gesamtkollektivs vorgenommen werden.

Der Verlust der Zementfixation ist daher eine ernst zu nehmende Langzeitkomplikation, welche letztendlich die Gesamtüberlebenszeit der TEP bestimmt und limitiert. Die Ergebnisse der Einzelstudien decken sich auch mit den Analysen des Swedish National Hip Arthroplasty Registers, das auf die Daten von 61 354 TEP-Implantationen allein vom CHARNLEY-Typ zurückgreift. Demnach beträgt die Gesamtüberlebensrate der CHARNLEY-Prothesen nach 16 Jahren nur noch 86,6% (± 1,1%, CI 95%). Das entspricht einer Revisionsrate von 13,4%, die sich damit, gegenüber dem Zehn-Jahres- Ergebnis, mehr als verdoppelt hat. Allein durchschnittlich 9,1% der Revisionsfälle sind durch ein Implantatversagen der Pfannenkomponente verursacht. Nach 28 Jahren sind nur noch maximal 75,1% (CI 95%) der CHARNLEY-TEP im Einsatz, entsprechend einer Revisionsrate von 24,9%.

Das relativ enttäuschende Outcome der zementierten Pfannen führte bereits in den frühen 1970er-Jahren zur Forschung an alternativen Befestigungsmöglichkeiten. Denn die Mehrzahl der Autoren sah den Zement in der Verantwortung für das Syndrom der späten Auslockerung. Der Begriff der Zement-Krankheit (*cement disease*) beherrschte die Literatur der 1970er- und 1980er-Jahre. Darunter wurden die nachgewiesenen pathologischen Einflüsse zusammengefasst, die der Zement selbst, bzw. der Zementiervorgang, auf die Osseointegration des Implantats ausüben.
Histologische Untersuchungen ausgelockerter Pfannen ergaben eine fehlende Osseointegration an der Knochen-Zement-Grenze. Statt des wünschenswerten Knocheneinwuchses fanden die Autoren fibröse Membranen vor (CHARNLEY 1975), die kaum Verankerung gewährleisten, das sogenannte bindegewebige *interface*. Die Entstehung dieses Gewebes wurde als Defektheilung des umgebenden Knochens nach dem Trauma der Zementierung aufgefasst.

Der Knochenzement wird aus Methacrylat-Pulver und flüssigen Monomeren angemischt und polymerisiert in vivo. Den Monomeren konnten cytotoxische Wirkungen nachgewiesen werden (WILLERT et al. 1974). Der Polymerisationsprozess induziert zusätzliche Zellschäden. Bei der exothermen Reaktion entstehen Temperaturen im Bereich von 40–70 Grad Celsius (MJÖBERG 1986, WYKMAN 1992).

Die Theorie der *cement disease* postuliert, dass Nekrosen im Knochenbett entstehen, die nach und nach durch Bindegewebe ersetzt werden. De facto bildet sich so ein bindegewebiger Spalt, der unter Belastung Mikrobewegungen zwischen Knochenlager und Zement ermöglicht. Dadurch komme es langfristig zu einem Zementabrieb, so die Theorie der *cement disease*. Die Verschleißpartikel induzierten eine makrophagenvermittelte Fremdkörperreaktion des Gewebes, die chronisch zu Knochenresorption und Auslockerung führe (JONES und HUNGERFORD 1987). Der Nachweis von partikelbeladenen Makrophagen (WILLERT et al. 1974) und erhöhten Werten des Entzündungsmediators Prostaglandin E2 und dem Enzym Kollagenase in den Geweben (GOLDRING et al. 1983) unterstützte die Annahme zunächst.

Daraufhin wurde die Zementiertechnik mehrfach modifiziert, um die Osseointegration des Zementmantels zu erleichtern. So wurden zum Beispiel kalt anzumischende und verschleißresistentere Zementsorten entwickelt. Ironischerweise verbesserte sich dadurch in der Mehrzahl der Studien aber lediglich das ohnehin gute Outcome der zementierten Femurkomponenten. Die Lockerungsrate der Pfannenkomponenten blieb nahezu unbeeinträchtigt hoch.
MULROY und HARRIS (1990) beobachteten zehn Jahre nach Primärimplantation eine Lockerungsrate von 42% trotz fortentwickelter Zementtechnik.
Heute weiß man, dass der Zement nicht die Hauptursache für die aseptische Lockerung ist. Auch die übrigen Prothesenwerkstoffe setzen inflammatorisch wirkende Partikel frei (vgl. Kapitel 2).
Die Annahme, dass der Zement der maßgebliche Auslöser der Lockerung sei, förderte allerdings die Entwicklung zementfreier Verankerungsprinzipien. Zumal sich zeigte, dass insbesondere junge und aktive Patienten hohe Lockerungsraten

der Zementfixation aufweisen und von zementfreien Verankerungen profitieren (CHANDLER et al. 1981, JINNAH et al. 1986, KAY et al. 1995).
MULROY und HARRIS (1997) fanden Lockerungsraten von 50–79% bei jüngeren Patientenkollektiven mit zementierten Pfannen.
JINNAH et al. (1986) schätzen das Risiko der Auslockerung zementierter Pfannen für 50-jährige Patienten 2,5–3-fach höher ein als für einen älteren Patienten.

Aufgrund der Möglichkeit einer unmittelbar postoperativen Frühmobilisation unter Vollbelastung der betroffenen Extremität werden gegenwärtig zementierte Pfannenkomponenten nur bei multimorbiden Patienten oder bei weit fortgeschrittenem Lebensalter verwendet. Tendenziell steigt – aufgrund der guten Ergebnisse – jedoch auch in dieser Patientengruppe die zementfreie Verankerung an (KÄRRHOLM et al. 2007).

Auch bei Revisionsoperationen, haben sich zementfreie Verankerungstechniken von Pfannenkomponenten bewährt (ELKE et al. 2003).

1.2 Zementfreie Fixation

Grundlage einer dauerhaften Verankerungsstabilität ist die Osseointegration, die Einheilung des Implantates in den Knochen im Direktkontakt. Das umgebende Knochengewebe reagiert dabei gemäß den Gesetzen der Frakturheilung in drei Stufen:

(1) Vorläuferzellen der Osteoblasten wachsen gefäßbegleitend auf die Implantatoberfläche ein und bilden zunächst einen Faserknochen.

(2) Dieser wird ab dem zweiten Monat durch Apposition von Lamellen- und parallelfaserigem Knochen verstärkt.

(3) Schließlich setzen etwa ab dem vierten Monat Umbauvorgänge ein, die das heterogene Baumaterial komplett in reifen Lamellenknochen überführen (MORSCHER et al. 2002).

Die Erkenntnis, dass der Einsatz von Zement den physiologischen Ablauf dieser Vorgänge behindert, führte zu ihrer genaueren Erforschung und Formulierung der Eigenschaften, die zementfreie Befestigungsprinzipien notwendigerweise erfüllen müssen, um Osseointegration zu gewährleisten.

Unabdingbar ist ein enger Knochen-Implantat-Kontakt. HARRIS (1983) gibt 1 mm als kritische Distanz für das Vorwachsen von Gefäßen und Osteoblasten an. Wird dieser Abstand, allerhöchstens 2 mm, überschritten, treten Mikrobewegungen auf und es kommt zur bindegewebigen Einscheidung analog der Pseudarthrosenbildung in der Frakturheilung (MORSCHER et al. 2002).

Gefördert wird der Knocheneinwuchs durch eine osteophile Implantatoberfläche. Während zementlos eingebrachte Polyethylen Pfannen keinen Knocheneinwuchs zeigen (WILSON-MACDONALD 1990), überzeugen Titan und seine Legierungen durch ihre osteokonduktive Eigenschaften (BRANNEMARK 1977). Besonders hochporöse Titanlegierungen, wie sie durch Sand- bzw. Korundbestrahlung, aufgesinterte Titankugeln, Titannetze oder mittels Titanplasmaspray-Behandlung entstehen, fördern die Osteointegration. Durch die Oberflächenmodifikation entstehen Mikroporen, in welche der Knochen gut einwachsen kann. Im Idealfall kommt es so zu einer Verzahnung zwischen Knochen und Endoprothese, deren Festigkeit sogar die der umgebenden Knochenstruktur übertrifft (MORSCHER et al. 2002).

Auf Basis dieser Ergebnisse wurden modulare Pfannensysteme entwickelt, bestehend aus einer Titan-Schale mit Polyethylen-Inlay. Die Schale vermittelt den Knochenkontakt, während das PE-Inlay mit dem Kugelkopf der Femurkomponente artikuliert. Die Inlays sind prinzipiell austauschbar. Das hat den zusätzlichen Vorteil, dass bei einer Revisionsoperation aufgrund von isoliertem Materialverschleiß das Inlay erneuert werden kann, ohne die Schale aus ihrer ossären Verankerung zu lösen. Optimale Werte für Porendurchmesser und Porosität der Implantatoberfläche wurden experimentell ermittelt und in klinischen Studien evaluiert. Demnach werden Mikroporen mit einem Durchmesser im Bereich von 100–400 µm und eine Porosität von 20–60%, unabhängig vom sonstigen Pfannendesign empfohlen (BEREITER 1992, KIENAPFEL et al. 1999, MORSCHER 1992).

Eine zusätzliche Oberflächenbeschichtung mit biochemisch aktiven Substanzen wie Hydroxylapatit- und Tricalciumphosphat-Keramik (das sogenannte HA/TCP-*coating*) soll das Anwachsen des Knochens zusätzlich fördern.
COATHUP et al. (2005) konnten zeigen, dass HA/TCP-beschichtete Pfannenkomponenten auch unter Osteolyse-induzierenden Bedingungen *in vivo* nach 52 Wochen einen signifikant besseren Knocheneinwuchs aufweisen als nicht beschichtete Pfannen.
THANNER et al. (1999) belegten für 23 unzementierte porös ummantelte Pfannenkomponenten mit HA/TCP-Beschichtung einen signifikant erhöhten Knocheneinwuchs zwei Jahre postoperativ gegenüber dem Vergleichskollektiv ohne HA/TCP-Beschichtung.
Auch die Erfahrungen im Zeitraum bis zu zehn Jahre sprechen dafür, dass bioreaktive Beschichtungen von Prothesenbestandteilen den Knocheneinwuchs befördern und nicht gegenteilig die Inzidenz von Osteolysen erhöhen (CAPELLO et al. 1998).

Eine wichtige Voraussetzung für das erfolgreiche Einwachsen der zementlosen Pfannenimplantate ist jedoch die initiale postoperative Stabilität, die sogenannte Primärstabilität. Nur wenn unmittelbar postoperativ im Pfannenlager keine wesentlichen Mikro- oder gar Makrobewegungen auftreten, können die ernährenden Gefäße überhaupt vorwachsen und es entwickelt sich ein dauerhafter Knochen-Implantat-Kontakt. Bei einer Oberflächenrauhigkeit von 100 µm würde eine Verschiebung um 50 µm bereits ausreichen, um die Gefäße abzuscheren und eine Ischämie im neu entstehenden Gewebe zu provozieren (MORSCHER et al. 2002).
Die Festlegung eines absoluten Grenzwertes für Mikrobewegungen, die mit der Osseointegration eines Implantats vereinbar sind, ist kritisch. PILIAR et al. (1986) zeigten, dass Mikrobewegungen um 28 µm noch tolerabel sind. Wohingegen Bewegungsspielräume über 150 µm lediglich zu bindegewebiger Einheilung führten.
LIU und NIBUR (2008) zeigten für porös beschichtete Femurkomponenten, dass erst die Einschränkung der Mikrobewegungen auf unter <10 µm zu Knocheneinwuchs führen.

In der Praxis gilt, dass die Verankerung von Acetabulumkomponenten die Mikrobewegungen auf <50 µm limitieren soll (KIENAPFEL et al. 1999, UDOFIA et al. 2007).

Um die Primärstabilität in der zementfreien Versorgung zu gewährleisten, stehen im Wesentlichen zwei Verankerungsarten zur Verfügung: Schraubpfannen und Press-fit-Pfannen.

1.2.1 Schraubpfannen

Bei Schraubpfannen ist die äußere metallische Schale mit einem scharfen metallischen Gewinde versehen, das sich beim Eindrehen in den acetabulären Knochen hineinfrisst und sich dort verankert. Laborexperimentell weisen diese Implantattypen eine ausgezeichnete Primärstabilität auf – wobei eine konische Außenform der Schale einem sphärischen Design überlegen ist (UNGETHÜM und BLÖMER 1986). Die langfristige Osseointegration ist jedoch problembehaftet.
Das zeigt eine histologische Untersuchung von BOBYN et al. (1988): Selbst radiologisch unauffällige Schraubpfannen sind komplett von einer fibrösen Schicht umgeben und verfügen damit häufig nicht über eine Sekundärstabilität vermittelnde Osseointe-gration. Der Knochen-Implantat-Abstand in den Gewinderillen überschreitet offensichtlich die kritische Distanz, die das proliferierende Knochengewebe überbrücken kann.

HUISKES (1993) fand außerdem Hinweise auf eine ungünstige Kraftüberleitung zwischen Schraubpfannen und Knochen, da das natürliche Acetabulum annähernd sphärisch angelegt ist. Das Einbringen eines konischen Implantates geht daher zwangsläufig mit einer unregelmäßigen Kraftleitung, größeren Knochenverlusten und einem erhöhten Perforationsrisiko einher. Deswegen werden derzeit beim Design der Schraubschalen Zwischenformen angestrebt und ihr klinischer Erfolg untersucht. Beispiele sind bikonische, konisch-sphärische oder parabole Bauformen (EFFENBERGER 2002).

Nach MORSCHER (1992) erzielen Schraubpfannen im unmittelbaren Vergleich zu Press-fit-Modellen jedoch schlechtere klinische Ergebnisse. BLUM et al. (1990) verglichen die Performance von 22 Schraubpfannen gegenüber 34 anatomisch geformten, porös beschichteten Pfannen ohne Schraubgewinde. Dabei zeigten 64% der Schraubpfannen eine Migration von mehr als 3 mm, aber nur 34% der hemisphärischen zementfreien Pfannen. In einer ähnlichen Vergleichsstudie dokumentierten ENGH et al. (1990) bei 25% der untersuchten Schraubpfannen nach einem durchschnittlichen Nachuntersuchungszeitraum von 3,9 Jahren klinische Symptome einer Instabilität, wobei 21% der Implantate auch radiologische Zeichen der Instabilität aufwiesen. Im Gegensatz hierzu zeigten porös beschichtete hemisphärische Pfannen ohne Schraubgewinde nur in 2,8% der Fälle klinische Symptome. Radiologische Lockerungserscheinungen fanden sich in der zuletzt genannten Gruppe in keinem einzigen Fall.

1.2.2 Press-fit-Pfannen

Das Press-fit Konzept, zu Deutsch „Press-Sitz", hat sich insbesondere in den 1990er Jahren als ein *state of the art* der zementfreien Pfannenverankerung etabliert (MORSCHER 1992).

Die Primärstabilität der Pfanne wird dabei durch elastische Verklemmung derselben im Knochen erzielt. Der Operateur fräst zunächst das subchondrale Acetabulum auf, bis sich idealerweise punktförmige Blutungen zeigen. Hierdurch soll eine gute Vaskularisierung des Pfannenbetts gewährleistet werden, welche die postoperativen Osteointegration der Press-Fit-Pfanne verbessert. Dann wird eine Pfannenkomponente, deren Durchmesser in Abhängigkeit von Knochenqualität und verwendeten Implantat 1–2 mm größer ist als der Durchmesser des präparierten Acetabulums, eingeschlagen. Die elastische Verklemmung ist möglich, weil der Knochen gegenüber dem Pfannenmaterial elastisch ist. Das Pfannenlager steht jetzt unter Spannung. Die Knochenoberfläche presst sich direkt an das Implantat an. Relativbewegungen zwischen den beiden Oberflächen infolge von

Scherkräften werden durch die Anpressung verhindert bzw. reduziert (MORSCHER et al. 2002).

Unter axialer Belastung des Hüftgelenks verstärkt sich die Anpressung sogar noch (VASU et al. 1982). Messungen mittels druckempfindlicher „Fuji Prescales"-Folien (MORSCHER et al. 2002) zeigen, dass dabei die Kräfte über die gesamte Kontaktfläche des Implantates in den Knochen geleitet und auf die drei Pfeiler des Acetabulums (Os pubis, Os ischium, Os ileum) verteilt werden. Diese Krafteinleitung ähnelt auch den physiologischen Bedingungen im natürlichen Hüftgelenk.

Ein exakt eingepasstes Implantat (*line-to-line fit, form-fit*) würde die Kräfte dagegen vorwiegend punktuell über den Pfannendom in den Knochen leiten (siehe ABBILDUNG 1 modifiziert nach MORSCHER et al. 2002).

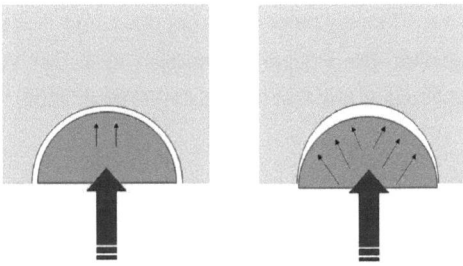

Abb.1: Kräfteübertragung im künstlichen Acetabulum
(a) bei Kongruenz (*line-to-line-fit*)
(b) unter Anwendung des *press- fit*-Prinzips mit unterdimensioniert präpariertem Knochenlager.

Da Knochengewebe seine Struktur dynamisch der funktionellen Belastung anpasst (WOLFF 1982), geht jeder Eingriff in die Kraftverteilung zwangsläufig mit Umbauprozessen im gesamten Knochen einher. Durch Erhalt der physiologischen Kraftverteilungsverhältnisse ist beim Press-fit demnach mit dem weitge-

henden Erhalt physiologischer Trabekelstrukturen und einer suffizienten Knochenneubildung und damit Sekundärstabilität an der gesamten Kontaktfläche zu rechnen.
BEREITER et al. (1992) wiesen in tierexperimentellen Belastungsuntersuchungen nach, dass sich die Verankerungsstabilität von Press-fit-Pfannen nach einer Verweildauer von 8 bzw. 52 Wochen *in vivo* durch den Knocheneinwuchs um mindestens das 3-fache erhöht.

Die äußere Form der Pfannenkomponente sorgt dafür, dass sich die funktionellen Belastungszonen auch dann nicht ändern, falls der Knochen, und damit die elastische Verklemmung nachgeben.
Moderne Press-fit-Pfannen sind hemis- oder subhemisphärisch, jedoch mit abgeflachtem Pol. Eine normale Halbkugel würde bei nachlassender Randverklemmung mit der Kuppel am Grund aufliegen und unter Belastung beginnen zu schaukeln. Die daraus resultierende ungleichmäßige Belastung würde zwangsläufig zu Knochenresorptionen führen und die definitive Auslockerung einleiten. Bei abgeflachtem Pol kann dies jedoch nicht passieren. Die Hauptlast wird weiterhin vom Rand der Pfannenkomponente getragen und in die drei Pfeiler des Acetabulums eingeleitet. Die Pfanne restabilisiert sich. Der Vorgang ist in der Literatur als *setling*-Prozess bekannt (MORSCHER et al. 2002).

Der klinische Erfolg spricht für das Press-fit-System. Da die Evolution der Press-fit-Pfanne im Wesentlichen erst in den letzten 20 Jahren stattgefunden hat, stehen Ergebnisse längerer Follow-up-Perioden, insbesondere von mehr als 15 Jahren noch weitgehend aus. Die bisherigen Ergebnisse sind allerdings bereits sehr vielversprechend.

MÜLLER et al. (2003) haben in einer großen europäischen Multicenterstudie mit 17 951 eingetragenen Hüft-TEP-Implantationen eine Zehn-Jahres-Überlebensrate von 96,94% (CI 95%) verzeichnet. Press-fit-Pfannen schnitten in der Studie signifikant besser ab als zementierte Pfannen und Schraubpfannen.
STIEHL et al. (1991) belegten in einem vergleichenden Studiendesign auch die Überlegenheit der Press-fit Verankerung gegenüber *line-to-line*-Modellen.

GROBLER et al. (2005) dokumentierten sogar eine Zehn-Jahres-Gesamtüberlebensrate von 100%, wenn auch exklusiv für das Press-fit-Modell Duraloc 300®. Speziell bezogen auf Revisionsfälle wegen mechanischer Lockerung registrierten UDOMKIAT et al. (2002) in einem Beobachtungszeitraum von zwölf Jahren eine Überlebensrate von 99,1%. ENGH et al. (2004) berichten aus einem Datenkollektiv von 3607 Press-fit-Pfannen von einer 15 Jahres-Überlebensrate von nahezu 100% (± 0,1%).

Obwohl das Press-fit-System im Prinzip alle bis dato gewonnenen Erkenntnisse über eine optimale Osseointegration des Implantats berücksichtigt, ist es nicht gänzlich vor dem Auftreten von Osteolysen und Implantatlockerung gefeit. Offenbar gibt es Fälle in denen das Press-fit Prinzip versagt und keinen ausreichenden Knochen-Implantat-Kontakt herstellt, um die weitere aseptische Lockerung zu verhindern. Intraoperativ beschränken sich die Möglichkeiten einer Testung darauf, dass der Operateur axialen Zug auf den Einschläger ausübt und prüft, ob die Verklemmung standhält. Eine Aussage, wie lange dieser Press-Sitz künftig bestehen bleiben wird, lässt sich damit nicht treffen. Das Bestreben, den Press-Sitz zusätzlich abzusichern, läutete die Renaissance der Stabilisierungsschraube ein

1.3 Stabilisierungsschrauben

Im Praxisalltag etablierte sich in vielen Kliniken der Einsatz eines Press-fit-Systems mit zusätzlich eingebrachten Pfahlschrauben. Voraussetzung dafür sind bereits besteh-ende Bohrungen in der äußeren Pfannenschale. Durch diese dreht der Operateur selbstschneidende Titanschrauben (Standarddurchmesser 6,5 mm) in den darunter liegenden Knochen ein. Unter Umständen sind dafür auch Vorbohrungen im Knochen notwendig. Anschließend wird das Inlay als Gleitlager in die metallische Schale der Pfannenkomponente gesetzt.

Anzahl, Ausrichtung und Länge der Schrauben orientieren sich am vorhandenen Knochen, der Hauptbelastungsachse und Positionierung der Pfanne.

Je besser die Knochenqualität unter dem Acetabulum ist, desto fester können die Schrauben angezogen werden und damit das Implantat zusätzlich verankern (HADJARI et al. 1994). Schrauben, die von der Hauptbelastungsachse abweichen, sind größeren Scherkräften ausgesetzt und können auslockern und sogar brechen. Besonders günstig ist eine Platzierung nahe am cranialen Pfannenrand. Sie erzielt vergleichsweise eine bessere Pfannenstabilität als zentral positionierte Schrauben im Dom der Pfanne (HADJARI et al. 1994, HSU et al. 2006b). Außerdem ist das Verletzungsrisiko für pelvine Leitungsbahnen in der Peripherie (lateraler und posterolateraler Quadrant) geringer. Die Verletzung der Beckengefäße durch die Schraubkanäle ist ein ernst zu nehmendes OP-Risiko. Die Topographie der Strukturen und das dickere Knochenlager ermöglichen in der Peripherie den Einsatz längerer Schrauben.

Beste Ergebnisse werden im peripheren posterosuperiore Segment, gebildet vom Os ilium, erzielt (STRANNE et al. 1991). Wohingegen besonders Bohrungen im antero-lateralen Acetabulumssegment die Gefahr einer Läsion der Venae iliacae externae et internae, der Vasa obturatoriae, sowie des Nervus obturatorius bergen (KEATING et al. 1990). Bei Anlage eines höheren Drehzentrums (*high hip center*) gefährden Bohrungen zudem die Vasa et Nervus gluealis superior und den Nervus ischiadicus (WASIELEWSKI 2005).

Jede Schraube für sich bewirkt eine punktuelle Stabilitätserhöhung für das Pfannen-implantat. Um größere Stabilisierungsareale zu schaffen, sollten daher mehrere Schrauben, so separat von einander wie möglich, eingebracht werden (HSU et al. 2006).

Somit vermindern Pfahlschrauben theoretisch das Risiko für eine aseptische Lockerung durch Erhöhung der Primärstabilität und des Knochen-Implantat-Kontakts.

Die klinische Studienlage über den tatsächlichen Nutzen ist bislang allerdings nicht eindeutig. Es scheint gesichert, dass Schrauben eine – dem Press-fit vergleichbare – Stabilität verleihen können, wo das Press-fit-System primär versagt (KWONG et al. 1994). Sollten schon intraoperativ Zweifel an der Güte des zu erzielenden Press-Sitzes bestehen, ist die Indikation zum Schraubeneinsatz deshalb allgemein anerkannt und wird befürwortet (ILLGEN und RUBASH 2002, THANNER et al. 1999, WEEDEN et al. 2006).

Dies ist besonders bei Revisionsoperationen mit bereits geschwächtem und/oder frakturiertem Knochenlager der Fall (HADJARI et al. 1994, KWONG et al. 1994). HUGATE et al. (2008) empfehlen in schwierigen Fällen gar den Einsatz von winkelstabilen Schrauben.

Dagegen ist der routinemäßige *a priori*-Einsatz von Stabilisierungsschrauben bei primärer Hüft-TEP umstritten. Denn auf dem Boden der heutigen Erkenntnisse über den Pathomechanismus der aseptischen Lockerung ergeben sich Hinweise darauf, dass der protektive Nutzen gegenüber dem Risiko einer Störung der Osseointegration der Pfannenkomponente mit konsekutiver aseptischer Lockerung gering ist.

Mehrere vergleichende Studien berichten von erhöhten Lockerungsraten in Anwesenheit von Stabilisierungsschrauben gegenüber reinen Press-fit-Systemen: MORSCHER (1992) berichtet für Pfahlschrauben-verankerte Press-fit-Pfannen über eine Lockerungsrate von 9,5%. Dagegen betrug die Lockerungsrate ohne Schrauben nur 5%.

ENGH et al. (2004) dokumentieren nach 15 Jahren für schraubenfixierte Press-fit-Designs eine Implantatstandzeit von 98,4% ($\pm$ 1,9%), ohne Schrauben lag diese bei 100% ($\pm$ 0,1%).

Auch die Inzidenz radiologischer Frühzeichen einer bevorstehenden Implantatlockerung sind bei reinen Press-fit-Pfannen geringer (RÖHRL et al. 2004, ROTH 2006).

2. Aseptische Lockerung

Die aseptische Lockerung beruht auf einer periprothetischen Knochenresorption mit Verlust der Verankerungsstabilität, ohne dass Anhaltspunkte für eine tiefe Implantatinfektion als Ursache vorhanden wären. Eine Sonderform ist die sogenannte aggressive Granulomatose, mit fokalen zystischen Osteolysezonen in unmittelbarer Nachbarschaft des Implantats.

Die Skala klinischer Symptome reicht von stummem Geschehen über Schmerzen bis hin zu einem völligen Funktionsverlust der TEP mit Frakturen und Dislokationen des künstlichen Gelenks.

Klinisch bedeutsam ist die aseptische Lockerung durch ihre Epidemiologie. Sie manifestiert sich in der Regel ab dem sechsten bis zehnten Jahr postoperativ (MORSCHER 1992) und ist die häufigste Ursache für Revisionsoperationen nach Hüft-TEP-Implantation (CLARKE 1991, CLOHISY et al. 2004, KÄRRHOLM 2009).

Sowohl die Femur- als auch die Pfannenkomponente einer Hüft-TEP können betroffen sein. Tatsächlich ist die Pfannenkomponente jedoch weitaus häufiger betroffen (MORSCHER 1992, THANNER 1999).

Wie kommt es zu dieser Knochenresorption?

2.1 Pathomechanismus der aseptischen Lockerung

Eine tiefe Implantatinfektion als Ursache der periprothetischen Knochenresorption ist *per definitionem* ausgeschlossen. Zwar war die intraoperative Sepsis in der Pionierzeit der Endoprothetik durchaus keine Seltenheit. Und CHARNLEY ging auch zunächst davon aus, dass das beobachtete Geschehen durch bakterielle Infektion des Prothesenmaterials hervorgerufen würde (CHARNLEY 1969). Mikrobiologische Untersuchungen waren jedoch mehrheitlich negativ.

Die Tatsache, dass sowohl zementierte Pfannen als auch zementfrei fixierte Modelle von aseptischer Lockerung betroffen sein können, belegt, dass auch das in den 1970er und 1980er Jahren diskutierte Konzept der „Zementkrankheit" (siehe Kapitel 1.1) die Pathogenese der aseptischen Lockerung allein nicht erklären kann.

Heute wird ein multifaktorieller Pathomechanismus zugrunde gelegt. Dabei ist zum einen die Primärstabilität des Implantates von Wichtigkeit. Eine Vielzahl von Autoren hat belegt, dass ein Mangel an initialer Verankerungsstabilität mit Mikrobewegungen die suffiziente Einheilung des Implantats verhindert, was sich mit einiger Latenz schließlich als progrediente aseptische Lockerung manifestiert (siehe Kapitel 1.2).

MJÖBERG (1991) vertritt die These, dass das Syndrom der späten Lockerung lediglich ein Effekt später Detektion einer insuffizienten Primärstabilität ist.

Daneben existiert das Konzept der „Partikelkrankheit" (*particle disease*) (HARRIS 1994) – eine Modifikation des Zementkrankheit-Modells auf Basis neuer Erkenntnisse: Nicht nur Zementpartikel können eine makrophagenvermittelte Entzündungsreaktion mit nachfolgender Knochenresorption auslösen, sondern auch die artikulierenden Prothesenwerkstoffe wie Metalle, Keramiken und Polyethylene (NASSER et al. 1990, SCHMALZRIED et al. 1992). Es wird heute davon ausgegangen, dass insbesondere die ins periprothetische Gewebe freigesetzten Abriebpartikel für die Entstehung von Osteolyse und Granulomen und damit für die Mehrzahl an aseptischen Spätlockerungen verantwortlich sind (SANTAVIRA et al. 1990, HIRAKAWA et al. 1996). Die ost-eolytische Aktivität der Partikel richtet sich nach deren Größe, Oberflächengeometrie und physikochemischer Zusammensetzung. Während größere Partikel (>6 µm) bindegewebig eingescheidet werden, können kleinere Partikel phagozytiert werden und begünstigen dadurch eine Entzündungsreaktion mit Osteoklasenaktivierung (JÄGER et al. 2007, ORTIZ et al. 2008).

DUMBLETON et al. (2002) kommen in einer Metaanalyse von Publikationen über Osteolyseraten und PE-Abnutzung zu dem Ergebnis, dass Osteolyse und Ausmaß bzw. Volumen des PE-Abriebs direkt miteinander korrelieren.

Der durchschnittliche Kunststoffabrieb beim heute verwendeten UHMWPE (Ultra High Molecular Weight Polyethylene) wird je nach Implantat, Patient und Untersuchungszeitpunkt mit 0,1–0,2 mm pro Jahr angegeben (LATIMER und LACHIEWICZ 1996, LIVERMORE et al. 1990, SCHMALZRIED et al. 1992, WROBLEWSKI et al. 1992).

Die Festlegung eines kritischen Grenzwertes ist strittig. Denn das Ausmaß des Inlay-Abriebs ist stets abhängig von der Belastung des Hüftgelenks und der verwendeten Femurkopfprothese. Um den Verschleiß durch Artikulation so gering wie möglich zu halten, muss der künstliche Femurkopf von seiner Oberflächenbeschaffenheit so glatt wie möglich und der Geometrie der Pfanne exakt angepasst sein (LIVINGSTON et al. 1997). Die besten Ergebnisse (unter 0,1 mm Abrieb pro Jahr) erzielt PE in Kombination mit Kugelköpfen aus Keramik (SEMLITSCH und WILLERT 1997, ZICHNER und LINDENFELD 1997, WILLMANN 2000). Noch niedrigere Abriebraten werden durch Keramik-Keramik-Gleitpaarungen erzielt (LEWIS et al. 2009).

Je kleiner der Femurkopfdurchmesser in Bezug zum inneren Pfannendurchmesser, desto größer ist auch die punktuelle Druckübertragung zwischen den beiden und damit der zu erwartende Abrieb (LIVERMORE et al. 1990, CHARNLEY 1969b). Bei der Wahl der Femurkopfgröße muss also abgewägt werden zwischen den Erfordernissen des *Low-friction*-Prinzips (Kapitel 1.1) und der Verschleißminimierung. Eine instabil oder in unphysiologischer Position verankerte Pfanne geht durch pathologische Belastung ebenfalls mit einem erhöhten Abrieb einher (MORSCHER 1992).

Fest steht, dass Werkstoffe mit höheren Abriebwerten nicht verwendet werden sollten, da ein Abrieb von 0,1–0,2 mm/Jahr bereits relevante Mengen submikroskopischer Partikel freisetzen kann (McKELLOP et al. 1995), die in der Lage sind Osteolysen zu induzieren.
DUMBLETON et al. (2002) setzen den Grenzwert noch tiefer an und kommen zu dem Schluss, dass die Abriebrate kleiner 0.05 mm/ Jahr sein sollte, um sicher vor PE-induzierter Osteolyse zu schützen.

Ein weiterer wichtiger Faktor in der Pathogenese der aseptischen Lockerung ist die Gelenkflüssigkeit. Nach Implantation einer Hüft-TEP zirkuliert die Gelenkflüssigkeit nicht mehr ausschließlich in den physiologischen Gelenkkompartimenten. Durch Eröffnung und Veränderung der anatomischen Verhältnisse durch operative Entfernung von Anteilen der Gelenkkapsel entsteht insbesondere in der frühen postoperativen Zeit eine weitaus größere Verteilungsfläche der Gelenkflüssigkeit, die selbst in der Arthrographie häufig nicht sicher eingegrenzt werden kann. SCHMALZRIED (1992) spricht vom *effective joint space*. Die Gelenkflüssigkeit folgt dabei dem Weg des geringsten Widerstands und erhält gegebenenfalls Zugang zu Weichteilen, Knochen und – in Abhängigkeit von der Güte der Implantatverankerung – dem Implantatbett. Zyklische Druckveränderungen im Hüftgelenk während der Bewegung pumpen die Flüssigkeit regelrecht in diese Räume hinein.

Schon die dadurch übertragenen zyklisch oszillierenden Flüssigkeitsdrücke stellen einen pathogenen Reiz dar. Tierexperimente weisen nach, dass Druckschwankungen oberhalb eines kritischen Wertes alleine ausreichen, Osteolyse zu induzieren (ASPENBERG 1998, McEVOY et al. 2002).

Darüber hinaus gelangen auch relevante Mengen mitgespülter Partikel in das periprothetische Knochenlager und können dort die *particle disease* auslösen (SCHMALZRIED et al. 1992, 1997, ROBERTSSON et al. 1997).

SCHMALZRIED et al. (1992) wiesen regelrechte „Straßen" partikelbeladener Makrophagen entlang der Flüssigkeitspassagen nach.

Die einzige Möglichkeit diesen Einfluss einzudämmen, ist eine Minimierung des *effective joint space* – durch schonende Implantationstechniken und vor allem durch einen suffizienten primären Knochen-Implantat-Kontakt (MANLEY et al. 2002).

Hier schließt sich der Kreis zu den Bedingungen für einen suffizienten Knocheneinwuchs. Demnach war der initial erzielte Knochen-Implantat-Kontakt in jedem Fall nicht hoch genug, wenn eine Pfanne Zeichen der aseptischen Lockerung zeigt.

2.2 Risikofaktoren

Unabhängig von der Operationstechnik werden eine Reihe von patientenbezogenen Risikofaktoren diskutiert, die eine aseptische Lockerung möglicherweise fördern können. Dazu zählen insbesondere Geschlecht, Alter und Körpergewicht. Während die Datenlage über den Einfluss des Geschlechts sehr kontrovers ist, sind die Erkenntnisse über Alter und Körpergewicht richtungsweisend. Demnach sind jüngere Patienten und diejenigen mit einem erhöhten Körpergewicht häufiger von aseptischer Lockerung betroffen (KÄRRHOLM et al. 2009, MORSCHER 1992, SCHURMAN et al. 1989). Die Erklärung dafür liegt möglicherweise im nachweislich erhöhten Komponentenverschleiß (WILSON-MACDONALD 1990, LIVERMORE et al. 1990), der mit dem aktiven Lebensstil junger Patienten bzw. einer Gewichtsbelastung einhergeht und somit die *particle disease* fördert (vgl. Kapitel 2.1).

Auch die zur Endoprothesenimplantation führende Indikation spielt für die Haltbarkeit einer Hüft-TEP eine wichtige Rolle. So belegen einige Arbeitsgruppen einen Zusammenhang zwischen einer erhöhten Pfannenlockerung und den Diagnosen kongenitale Hüftdysplasie, Protrusio acetabuli, avaskuläre Hüftkopfnekrose, Rheumatoide Arthritis, Osteoporose und Acetabulumfraktur (MORSCHER 1992). Analysen des Swedish National Hip Arthroplasty Registers bestätigen diese Ergebnisse (KÄRRHOLM et al. 2009).

2.3 Bedeutung der Stabilisierungsschrauben

Die Bedeutung der Stabilisierungsschraube für die aseptische Lockerung zementfrei verankerter Pfannenkomponenten wird kontrovers diskutiert.

In vitro-Tests bestätigen, dass Schrauben die initiale Stabilität der Pfanne über das Press-fit-Niveau hinaus steigern können.

STIEHL et al. (1991) simulierten an Leichenbecken eine Belastungssituation, wie sie bei durchschnittlichem Lebensstil *in vivo* etwa über den Zeitraum von sechs bis acht Wochen auf ein Hüftgelenk einwirken. Fünf Fixierungsmöglichkeiten porös ummantelter zementfreier Pfannen wurden dabei hinsichtlich ihrer mechanischen Primärstabilität gegeneinander getestet: (1) Line-to-line-fit mit Schraubenfixation, 1 mm Press-fit (2) ohne Zusatzstabilisatoren, (3) mit Schraubenfixation bzw. (4) mit fest aufgearbeiteten Zapfen auf der äußeren Schalenoberfläche und (5) 1,5 mm Press-fit ohne Zusatzstabilisatoren. Danach wurden in der Gruppe der 1 mm Press-fit-Pfannen mit Zusatzstabilisierung durch zwei Schrauben die geringsten Mikrobewegungen gemessen.

PERONA et al. (1992) untersuchten ebenfalls die Mikrobewegungen verschiedener Fixierungsdesigns unter zyklischer Belastung an Leichenbecken. Die größten Mikrobewegungen zeigten Press-fit-Pfannen ohne Zusatzstabilisierung. Durch Einsatz von zwei Schrauben am Dom der Schale konnten diese Bewegungen signifikant reduziert werden.

HSU et al. (2007) kommen nach vergleichenden Experimenten an Knochenersatzmaterial zu dem Schluss, dass die Press-fit-Stabilität mit der Anzahl der verwendeten Schrauben zunimmt – sofern die Exzentrizität beim Eindrehen weniger als 25 Grad beträgt. Eine größere Exzentrizität hingegen führte sogar zu einem signifikanten Stabilitätsverlust.

Es stellt sich somit die Frage, ob der absolut erzielte Zugewinn an Primärstabilität mittel- und längerfristig auch zur Erhöhung der Sekundärstabilität beiträgt. Die meisten Autoren schätzen das tatsächliche Ausmaß der zugewonnenen Primärstabilität bei primär suffizientem Press-Sitz als so gering ein, dass sie keine Veranlassung zu einer generellen zusätzlichen Schraubenfixierung sehen (STIEL et al. 1991, MORSCHER 1992, WON et al. 1995, ROTH et al. 2006).

Histologische Untersuchungen legen andererseits nahe, dass Schrauben zumindest lokalisiert die Osseointegration erhöhen. Sofern die Schraube selbst eine gute Verankerung findet, bildet sich verstärkt Knochengewebe zwischen ihren feinen Gewinde-rillen (SUMNER et al. 1993, PIDHORZ et al. 1993) und in ihrer unmittelbaren Nachbarschaft (KWONG et al. 1994).

Einige Autoren ziehen jedoch in Zweifel, dass eine derartige punktuelle Stabilitätszunahme längerfristig sinnvoll ist und sehen darin sogar einen Störfaktor im dynamischen Entwicklungsprozess der Sekundärstabilität (MORSCHER et al. 2002, MÜLLER 2003).

Das moderne hemisphärische Press-fit-System mit abgeflachter Polkappe ist darauf ausgelegt, die physiologischen Verhältnisse der Kraftverteilung im Acetabulum unter Belastung so weit wie möglich aufrecht zu erhalten (vgl. Kapitel 1.2.2). Schrauben dagegen schaffen rigide Fixpunkte und leiten die Kraft an unphysiologischer Stelle weiter. Tatsächlich zeigen biomechanische Analysen, dass das Os ilium – bevorzugte Lokalisation von Stabilisierungsschrauben – unter normalen Press-fit-Bedingungen am wenigsten zur Verklemmung des Implantats beiträgt, verglichen mit den beiden anderen Pfeilern Os ischium und Os pubis (PERONA et al. 1992). Schrauben verändert diese Balance. Die Bedingungen für eine gute Osseointegration werden dadurch nach Ansicht der Autoren also bereits von Anfang an herabgesetzt.

Und MORSCHER et al. (2002) postulieren, dass bei einem tatsächlichen Verlust des initialen Press-Sitzes die anschließende Restabilisierung, der sogenannte *setling*-Prozess (vgl. Kapitel 1.2.2), durch Pfahlschrauben gestört wird.

Ein zweites mögliches Risiko der Schrauben ist die Zunahme der Verschleißpartikellast und damit das Auslösen fokaler Osteolysen. Die Schraubenköpfe liegen bei den üblichen modularen Press-fit-Implantaten zwischen Metallschale und Inlay und können somit die Reibung zwischen den genannten Komponenten erhöhen, wenn die Elemente unter Belastung zusammengepresst werden. Es kann zur Korrosion des Metalls und verstärktem Abrieb kommen (MORSCHER et al. 2002, HUK et al. 1994).

BLOEBAUM et al. (1997) untersuchten in einer *post mortem*-Analyse den Knocheneinwuchs sowohl histologisch, als auch mikroradiographisch und elektronenmikroskopisch. Dabei fanden sie eine erhöhte Prävalenz von fokalen Osteolysen in der Nachbarschaft von Stabilisierungsschrauben und unbesetzten Schraubenlöchern der untersuchten Pfannen. Verkantete Schrauben, deren Kopf nicht bündig mit dem Loch in der Außenschale abschlossen, waren darunter sogar noch signifikant stärker betroffen. Das einzige Pfannenmodell der Untersuchungsserie ohne zusätzliche Schraubenfixa-tion erzielte mit 93% einen überdurchschnittlich hohen Knocheneinwuchsindex. An der Position der vorbestehenden Schraubenlöcher des Implantates zeigten sich allerdings ebenfalls fokale Osteolysen.

Derartige Befunde werden auch intraoperativ bei Pfannenrevisionen oft beobachtet. Einzelne Fallberichte zahlreicher Autoren veranlassten MANLEY et al. (2002) zu einer klinischen Studie mit einem Follow-up über 10 Jahre, wobei operative Revisionsoperationen als Endpunkt der Studie definiert waren. In dieser Studie zeigte sich eine kombinierte Revisionsrate von 27,3% für Hydroxylapatit-beschichtete Press-fit-Pfannen aufgrund von mechanischer Lockerung und fokaler Osteolysen. Die Osteolysen waren direkt an der Position unbesetzter Schraubenlöcher lokalisiert.

Ähnliches berichten NIEUWENHUIS et al. (2005), die gezielt das Outcome eines Press-fit-Designs mit offenen Schraubenlöchern untersuchten. Osteolysen manifestierten sich in der zitierten Studie überwiegend im Bereich unbesetzter Schraubenlöcher der Metallschale, wobei zentrale Löcher im Pfannendom zuerst betroffen waren. Die weitreichendsten und größten Defekte traten an peripheren Löchern auf.

Jedoch bestand schon früher der Verdacht, dass unbesetzte Schraubenlöcher das Eindringen von Gelenkflüssigkeit und Verschleißpartikeln in den Implantat-Knochen-Zwischenraum ermöglichen könnten (BERMAN et al. 1994, CALLAGHAN et al. 1995).
MANLEY et al. (2002) überprüften diese Hypothese in einer zweiten Studie anhand von dreidimensionalen *Finite-Elemente*-Modellen. Es konnte nachgewiesen werden, dass es unter Belastung zu zyklischen Druckschwankungen zwischen der metallenen Pfannenkomponente und dem Inlay kommt. Die Autoren kommen zu dem Schluss, dass die beobachteten Druckschwankungen über die Schraubenlöcher in der Pfannenkomponente direkt auf den darunter liegenden Knochen übertragen werden. Damit ergibt sich auch für Gelenkflüssigkeit und Verschleißpartikel eine Passagemöglichkeit. Implantatabhängig werden gegenwärtig unbesetzte Schraubenlöcher daher vor Ein-setzen des Inlays von innen verschlossen.

Im Gegensatz zu gut osseointgrierten Schrauben, die keine Flüssigkeitsströme erlauben (SCHMALZRIED et al. 1999), bieten die Kanäle ausgelockerter Schrauben hingegen analog unverschlossener Löcher eine zusätzliche Verteilungsfläche für Partikel.

Zusammengefasst erwächst aus allen angeführten Risikofaktoren konsekutiv ein Teufelskreis: Eine unzureichende Osseointegration führt zu einer insuffizienten Verankerung von Press-fit-Pfannen an nur wenigen Fixpunkten. Gelenkflüssigkeit und vermehrt anfallende Abriebpartikel finden insbesondere durch Öffnungen der metallenen Pfannenkomponente Zugang zur Knochen-Implantat-Grenze. Es kommt zur Ausdünnung des periprothetischen Knochens. Vorhandene Pfahlschrauben brechen durch zyklische Belastung und Überbelastung bzw. lockern aus. Der *effective jointspace* (siehe Kapitel 2.1) vergrößert sich noch weiter um die Schraubkanäle.

2.4 Radiologisches Erscheinungsbild

Radiologisch imponiert die periprothetische Knochenresorption als strahlendurchlässiger Aufhellungssaum an der Knochen-Implantat-Grenze, die sogenannte *radiolucent line* (RLL).
Für ihre Beurteilung wird, in Anlehnung an DELEE und CHARNLEY (1976), die Pfannenzirkumferenz in anterior-posterior Röntgenaufnahmen in drei Zonen eingeteilt (siehe ABBILDUNG 2). Das postoperative Auftreten einer RLL allein beweist noch keine mechanische Komponentenlockerung, steht jedoch in signifikantem Zusammenhang dazu (HODKINSON et al. 1988, CYTEVAL et al. 2002) und ist daher ein positiver Prä-diktor für eine Implantatlockerung (STOEKL et al. 2005, FLIVIK et al. 2005).
Eine durchgehende RLL in allen drei Zonen von mehr als 1 mm Durchmesser gilt allgemein bereits als definitives Lockerungszeichen einer Endoprothese, auch ohne signifikante Positionsveränderung der Pfanne (THANNER 1999).

II. ALLGEMEINER TEIL – 2. Aseptische Lockerung   31

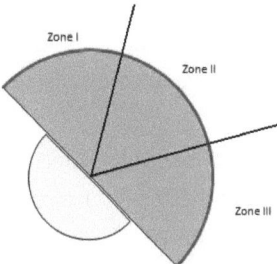

Abb.2: Einteilung der Pfannenzirkumferenz
in drei Zonen nach DeLee und Charnley (1976).

Postoperative Bewegungen des Implantates in Bezug zum Knochenlager werden als Migration bezeichnet. Das Ausmaß der Migration in den ersten zwei Jahren postoperativ ist mit ausschlaggebend für den erfolgreichen Knocheneinwuchs des Implantates und ist somit als entscheidender Prädiktor für die spätere aseptische Lockerung anerkannt (SNORRASON ET KÄRRHOLM 1990, ÖNSTEN et al. 1994, STOCKS et al. 1995, KRISMER 1996, LEMAIRE ET RODRIGUEZ 1996, NILSSON und KÄRRHOLM 1996). Migrationswerte von maximal 1–2 mm sind tolerabel (vgl. Kapitel 1.2) und kennzeichnen innerhalb der ersten postoperativen Monate bei Press-fit-Pfannen das sogenannte *setling* (siehe Kapitel 1.2.2). Mit entsprechend sensitiven Messmethoden wird dieser Vorgang regelhaft beobachtet (MORSCHER 1992, NILSSON und KÄRRHOLM 1996). Mit fortschreitender Osseointegration und regelhaftem Einheilen der Endoprothese sistieren diese Migrationsbewegungen (DAVIES et al. 1999, STOECKL et al. 2005).

Im Gegensatz hierzu äußert sich die aseptische Lockerung in diesem Zeitraum als progredient zunehmende Migration der Pfannenkomponente, insbesondere in cranialer und medialer Richtung sowie gegebenfalls einer Veränderung der Inklination und Anteversion. Der kritische Migrationsgrenzwert von 2 mm wird dabei überschritten.

Retrospektive Migrationsanalysen haben bewiesen, dass alle später gelockerten Prothesenkomponenten im Vorfeld eine Migration aufgewiesen hatten. Alle Implantate ohne Migration in der Vorgeschichte blieben langfristig stabil (MJÖBERG 1991).
KÄRRHOLM et al. (1997) gehen davon aus. dass eine frühe Migration von mehr als 2 mm mit einer Wahrscheinlichkeit von 25–50% nach 5–10 Jahren postoperativ zu einem mechanischen Implantatversagen führen wird.

Nach Durchsicht der Literatur ist eine Migration ≥2 mm innerhalb der ersten zwei postoperativen Jahre somit als Frühwarnzeichen aufzufassen. Bei einer Migrationsgeschwindigkeit von mehr als 0,5 mm pro Jahr innerhalb der ersten zwei postoperativen Jahre gilt die definitive Lockerung bereits als eingeleitet (KRISMER et al. 1996, STOECKL et al. 2005).
Als manifeste Lockerung sind Migrationswerte ≥2 mm in vier Jahren (KRISMER et al. 1996, STOECKL et al. 2005) bzw. ≥3 mm unabhängig vom Zeitraum (ENGH et al. 1990, CYTEVAL 2002, MÜLLER 2003) zu werten.

3. Migrationsmessung

3.1 Radiostereometrische Analyse (RSA)

Die Radiostereometrie gilt als Goldstandard der Migrationsanalyse. Die 1974 von SELVIK entwickelte und vor allem in den 1990er-Jahren fortentwickelte Technik beruht auf der Einbringung von röntgendichten Tantalummarkern in den Knochen sowie auf dem Implantat. Sie dienen bei den regelmäßigen Verlaufsuntersuchungen als Referenzpunkte. Mit Hilfe von standardisierten, simultan aufgenommenen, biplanaren Röntgenbildern werden ihre dreidimensionalen Koordinaten im Raum erfasst und in Bezug zu festen Kontrollpunkten der Messanlage gesetzt. Allfällige Lageveränderungen der Marker werden so detektiert und daraus rechnergestützt die Relativbewegungen zwischen Knochen und Implantat ermittelt.

Die untere Nachweisgrenze für Migrationen wird in der Literatur übereinstimmend im Bereich von 0,15–0,6 mm mit einem Konfidenzintervall von 99% angegeben (MJÖBERG 1986, MALCHAU et al. 1995, KÄRRHOLM et al. 1997).

Die Präzision der Methode variiert mit der Anzahl der eingebrachten Tantalummarker, dem Aufbau der Röntgenapparatur und dem Implantat. Um die Nachweisgrenze zu verbessern und die Ergebnisse verschiedener Forschungszentren noch vergleichbarer zu machen, entwickelten VALSTAR et al. (2005) Richtlinien für einen standardisierten RSA-Gebrauch.

Die technischen Anforderungen der RSA beschränken ihren Gebrauch auf prospektive Studien an speziell ausgerüsteten Zentren.

3.2 Einzelbild- Röntgen- Analyse (EBRA)

Die digitale Einzelbild-Röntgen-Analyse (EBRA) ist ein spezielles Verfahren zur Migrationsanalyse von Hüfttotalendoprothesen. Es wurde 1984 an der Universität Innsbruck, Österreich, in Zusammenarbeit der Orthopädischen Klinik und des Instituts für Mathematik und Geometrie entwickelt und basiert im Wesentlichen auf einem geometrischen Vergleichbarkeitsalgorithmus.

Durch konstante Markierung prominenter knöcherner Strukturen in einer Serie von Standard-a.p.-Röntgenübersichtsaufnahmen des Beckens wird ein Raster von Referenzpunkten erstellt. Eine Software prüft daraufhin die Vergleichbarkeit der einzelnen Projektionen untereinander. Nur Verlaufsuntersuchungen, die einander in der Ausrichtung der Referenzpunkte entsprechen, werden für die weiteren Berechnungen herangezogen. Für sie legt das Programm ein Koordinatensystem fest. In Bezug zu diesem Koordinatensystem wird sodann die Ausrichtung markierter Prothesenteile im zeitlichen Verlauf der Serie bestimmt.

Das Programmmodul EBRA-CUP berechnet automatisch die Migration in horizontaler und vertikaler Richtung, Änderungen der Pfanneninklination und -anteversion, sowie den Polyethylenabrieb des Inlays.

Die untere Nachweisgrenze beträgt <1 mm für Migration und Inlayverschleiß und 1,7° für Inklination und Anteversion mit einem Konfidenzintervall von 95% (KRISMER et al. 1995, WILKISON et al. 2002).

Gemessen am Goldstandard der Migrationsmessung, der Radiostereometrie, beträgt die Abweichung der EBRA- Ergebnisse 0,39 ± 0,32 mm für horizontale Migration und 0,26 ± 0,31 mm in vertikaler Richtung (ILCHMANN et al. 1992). Damit schneidet EBRA im direkten Vergleich mit alternativen radiologischen Verfahren zur Migrationsanalyse (Methoden nach: Sutherland [SUTHERLAND et al. 1982], Nunn [NUNN et al. 1989], Wetherell [WETHERELL et al. 1989], Sulzer [ILCHMANN et al. 1992]) signifikant am besten ab.

Die Methode ist allgemein anerkannt als Instrument der individuellen Verlaufsbeobachtung im klinischen Alltag (WILKINSON et al. 2002), ebenso wie als ein valider Parameter für pro- und retrospektive Migrationsstudien (ILCHMANN et al. 1992).

III. SPEZIELLER TEIL

1. Studiendesign

Ziel dieser Studie ist, das Outcome des Einsatzes von Pfahlschrauben bei Implantation von zementfreien Press-fit Hüft-TEP-Pfannen zu evaluieren.

Die Nullhypothese besagt, dass die fixierende Verwendung von Spongiosa-Pfahlschrauben im Os Ilium bei der Implantation unzementierter Press-fit-Pfannen geeignet ist, die frühe Migration innerhalb der ersten zwei Jahre postoperativ vor allem bei älteren Patienten und Patienten mit osteopenischem Knochenstock zu verhindern.

In einer retrospektiven Migrationsanalyse sollen Inzidenz und Ausmaß der Migration von Press-fit-Pfannen röntgenologisch untersucht werden.
Als Nachuntersuchungsmethoden wurden eine konventionelle Röntgenauswertung und die Einzelbild- Röntgen- Analyse (EBRA) gewählt.

2. Material und Methoden

2.1 Patientenkollektiv

Von 2001 bis 2007 wurden in der Orthopädischen Klinik der Universität Düsseldorf 102 Patienten mit einer zementfreien Press-fit-Pfanne eines definierten Implantattyps (subhemisphärische Press-fit-Pfanne aus Titan, zwei Hersteller) mit zusätzlicher Unterstützung durch Pfahlschrauben versorgt. Sämtliche Implantate wurden im Rahmen der postoperativen Routineuntersuchungen klinisch und röntgenologisch dokumentiert.

Von 102 Patienten wurden fünf Patienten (4,7%) beidseits versorgt, so dass insgesamt 107 Press-fit-Pfannen untersucht wurden. Es handelte sich um 66 weibliche (64,7%) und 36 männliche (35,3%) Patienten. ABBILDUNG 3 zeigt die Geschlechterverteilung im Patientenkollektiv.

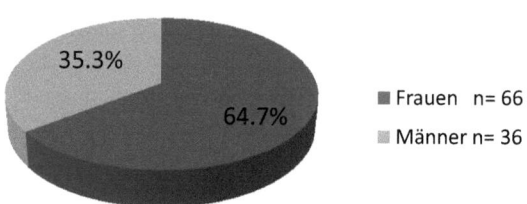

Abb.3: Tortendiagramm zur Geschlechterverteilung im Gesamtkollektiv

Das mittlere Alter bei der Operation betrug 63,4 ± 15,8 Jahre. 55 Pfannen wurden auf der rechten Seite, 52 auf der linken Seite implantiert.
Es handelte sich um 103 Primärimplatationen (96,3%) und vier Pfannenwechsel (3,7%).

2.1.1 Diagnosen und Operationsindikation

Bei 103 Primäroperationen lagen 49 Fälle (47,6%) von fortgeschrittener symptomatischer primärer Coxarthrose zugrunde, 22 Fälle (21,4%) von idiopathischer Hüftkopfnekrose, 16 Fälle (15,5%) von Dysplasiecoxarthrose, vier Fälle (3,9%) von Oberschenkelhalsfraktur und drei Fälle (2,9%) von Protrusionscoxarthrose.
Neun Fälle (8,7%) wurden unter „Sonstige Diagnosen" zusammengefasst. Dies waren drei Fälle (2,9%) von ankylosierender Coxarthrose, zwei Fälle (1,9%) von Labrum-läsionen unbekannter Genese, sowie eine Coxarthrose bei Zustand nach Coxitis im Kindesalter (1%), eine Coxarthrose bei posttraumatischer femoraler Varusdeformität (1%), die Revision einer Girdlestone-Hüfte bei Zustand nach traumatischer Acetabulumfraktur (1%) und die Versorgung eines frakturgefährdeten Osteolyseherds im Schenkelhals als Manifestation eines multiplen Myeloms (1%).

Vier Pfannenwechsel wurden aufgrund von aseptischer Lockerung der Primärprothese vorgenommen. Die Lockerung war im Mittel 9,2 ± 4,9 Jahre (Minimum 1,8 Jahre, Maximum 12,0 Jahre) nach Primärimplantation aufgetreten.
Bei den ausgetauschten Primärprothesen handelte es sich um zwei zementierte PE-Pfannen ohne Metallschale, eine zementierte Modularpfanne, bestehend aus Titanschale und PE-Inlay, und eine zementfreie Press-fit-Pfanne.

Im Fall der gelockerten Press-fit-Pfanne handelt es sich um die Revision einer primären Hüft-TEP aus dem beschriebenen dokumentierten Kollektiv der Primäroperationen. Alle anderen revidierten Endoprothesen waren primär nicht in der Orthopädischen Klinik des Universitätsklinikums Düsseldorf implantiert worden.

Die Verteilung der Diagnosen im Gesamtkollektiv ist in ABBILDUNG 4 dargestellt.

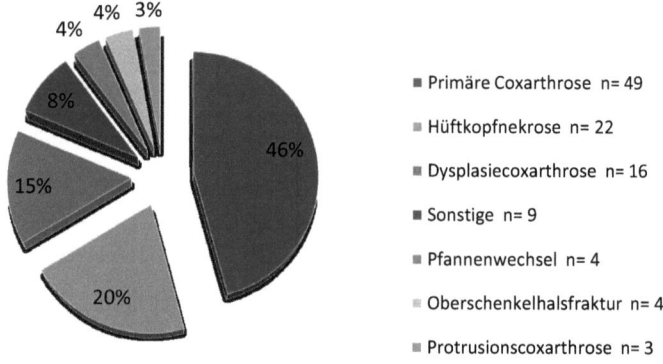

Abb.4: Tortendiagramm zur Häufigkeit der OP- Indikationen im Gesamtkollektiv.

2.1.2 Risikofaktoren

Aus der Anamnese der Patienten und der Krankenakte wurden die individuellen Risikofaktoren ermittelt, die nach derzeitigem Stand der Forschung möglicherweise für das Auftreten einer aseptischen Implantatlockerung prädisponieren (vgl. Kapitel 2.2).

Als Risikofaktoren wurden eingestuft: Alter <50 Jahre, regelmäßige Belastung durch sportliche Aktivität, Adipositas als Übergewicht mit einem Body Mass Index >30, die präoperativen Diagnosen Dysplasiecoxarthrose, Protrusionscoxarthrose, Hüftkopf-nekrose und Acetabulumfraktur und das Vorliegen einer Rheumatoiden Arthritis.

Darüber hinaus wurden auch solche Faktoren erfasst, die sich negativ auf die Knochendichte auswirken können und von daher möglicherweise die Verankerungsstabilität beeinflussten. Dies waren abgesehen von der Nebendiagnose einer bereits manifesten Osteoporose die Faktoren Immobilität, medikamentöse Therapie einer Begleiterkrankung mit Steroiden, Antikoagulation mit Cumarinen, Alkohol- und Nikotinabusus.

ABBILDUNG 5 stellt die Verteilung der registrierten Risikofaktoren im Gesamtkollektiv dar.

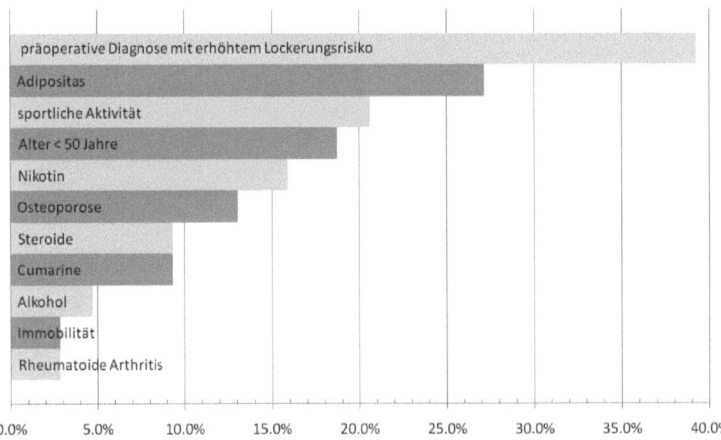

Abb.5: Prozentuale Verteilung der Risikofaktoren: Anteil der Patienten mit bestimmten Risikofaktoren am Gesamtkollektiv.

Insgesamt 20 Patienten (18,7%) waren zum Operationszeitpunkt jünger als 50 Jahre. Das mittlere Alter in diesem Kollektiv betrug 36,4 ± 10,8 Jahre. Der jüngste Patient war 18,2 Jahre, der älteste 48,8 Jahre.

Eine regelmäßige sportliche Aktivität gaben beim letzten Nachuntersuchungstermin 22 Patienten (20,6%) an.

Der Body Mass Index (BMI) wurde als Quotient aus Körpergewicht und Körpergröße zum Quadrat (kg/m^2) berechnet und gemäß den WHO-Leitlinien (WHO 2000) ab einem Wert ≥30 als Adipositas definiert. Demnach waren 29 Patienten (27,1%) des Gesamtkollektivs adipös. Der mittlere BMI des Gesamtkollektivs lag bei 27,4 ± 6,0 (Minimum 16,9, Maximum 46,9).

Eine präoperative Diagnose, die als potentielles Risiko für eine frühzeitige Pfannen-Lockerung gilt, lag bei 42 Patienten (39,3%) vor. Dieser Anteil verteilte sich auf die Einzeldiagnosen wie folgt: Dysplasiecoxarthrose n= 16; Prottrusionscoxarthrose n= 3; Hüftkopfnekrose n= 22; Acetabulumfraktur n= 1.

ABBILDUNG 6 bildet die absolute Verteilung der Einzeldiagnosen sortiert nach ihrer Häufigkeit ab.

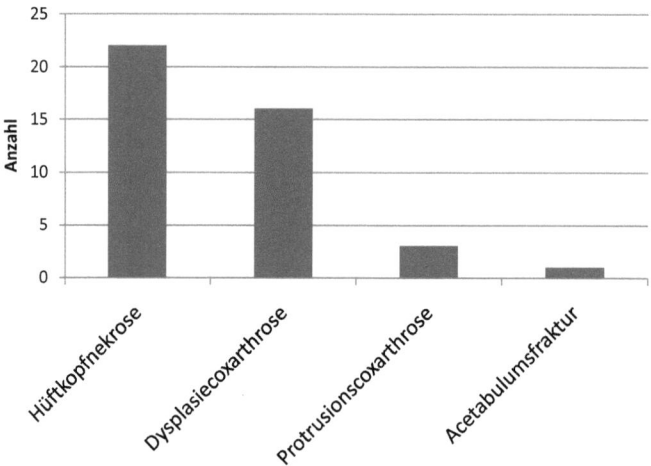

Abb.6: Verteilung der präoperativen Diagnosen mit einem erhöhten Risiko für eine Prothesenlockerung.

Bei drei Patienten (2,8%) war eine Rheumatoide Arthritis als begleitende Systemerkrankung bekannt.
14 Patienten (13,1%) hatten eine manifeste Osteoporose als Nebendiagnose.
Drei Patienten (2,8%) waren zum Zeitpunkt der letzten Nachuntersuchung seit mehr als sechs Wochen komplett immobil. Gründe hierfür waren in einem Fall eine komplette Hemiplegie bei Zustand nach Apoplex vor einem Jahr, ein Fall von schwerer symptomatischer Aortenbifurkationsstenose (Leriche-Syndrom),

sowie ein Fall von degenerativem LWS-Syndrom mit anerkanntem Grad der Behinderung (GdB) von 100.
Jeweils zehn Patienten (9,3%) erhielten innerhalb des Nachuntersuchungszeitraums eine regelmäßige Medikation mit Steroiden bzw. Cumarinen.
Ein kontinuierlicher Alkoholabusus lag in fünf Fällen (4,7%) vor, ein Nikotinabusus bei 17 Patienten (15,9%).

Insgesamt wurde auf das Vorliegen von elf verschiedenen Risikofaktoren hin untersucht. Die mittlere registrierte Anzahl lag bei 1,7 ± 1,3 Faktoren pro Patient. 21 Patienten (19,6%) wiesen keinen einzigen Risikofaktor auf. Das dokumentierte Maximum waren fünf gleichzeitig bestehende Risikofaktoren bei einem Patienten (0,9%).
Die Verteilung der Risikofaktorenanzahl pro Patient ist in ABBILDUNG 7 dargestellt.

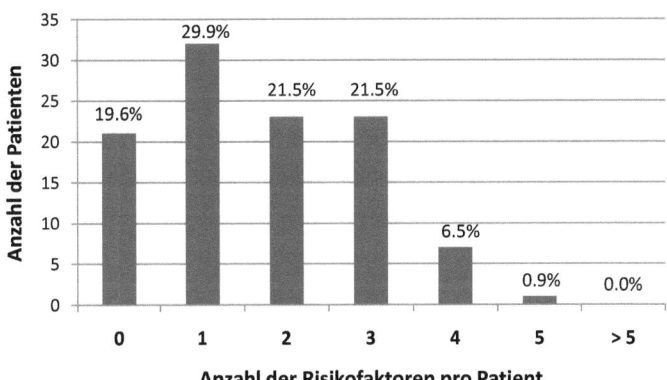

Abb.7: Anzahl der Risikofaktoren pro Patient.
Säulen markieren die absolute Anzahl der betroffenen Patienten.
Prozentwerte darüber repräsentieren den Anteil der jeweiligen Gruppe an der gesamten Studienpopulation.

2.2 Implantatdesign

Zwei Fabrikate von zementfreien Press-fit-Pfannenimplantaten, die aufgrund ihrer mechanischen Beschaffenheit als vergleichbar gelten können, kamen bei der operativen Versorgung der Patienten zum Einsatz.

In beiden Fällen handelt es sich um ein modulares Implantatsystem, bestehend aus einem subhemisphärischen, beschichteten Titanpfanne und einem kongruent eingepassten UHMWPE-Inlay.

2.2.1 Die Alpha-Lock-Pfanne

74 Patienten (69,2%) in dieser Studie erhielten ein Pfannenimplantat der Marke Alpha Lock Plus® der Firma Corin Germany.

Die Oberfläche der Metallschale ist durch eine Reintitan-Vakuum-Plasma-Beschichtung rau, mit einer Porengröße zwischen 50 µm und 200 µm. Eine zusätzliche Beschichtung aus Calcium-Phosphat soll die Osseointegration anregen. Die Schale verfügt über fünf Schraubenlöcher innerhalb eines Quadranten, welcher vom Operateur an die gewünschte Stelle positioniert werden kann. Die Löcher sind vom Hersteller mit flachen sogenannten Stopfenschrauben versehen, und werden nur bei tatsächlichem Nutzungsbedarf eröffnet. Das Loch im Pfannendom, das der Befestigung des Einschlägers (*Impactor*) dient, wird nach der Implantation ebenfalls mit einer Dichtungsschraube verschlossen (*central elimination hole*).

Das Inlay aus UHMWPE hat eine sphärische Kuppel, die der Metallschale direkt anliegt und einen zylindrischen Passring mit Schnapplippen, welche sich exakt mit dem Rand der Metallschale verzahnen und so eine Verkippung und Reibung zwischen Schale und Inlay verhindern.

2.2.2 Die Duraloc-Pfanne

33 Patienten (30,8%) in dieser Studie wurden mit einer Duraloc® Sector-Pfanne der Firma Depuy versorgt.

Die Oberfläche der subhemisphärischen Titanpfanne ist durch aufgesinterte Metallkugeln aufgeraut. Die durchschnittliche Porengröße beträgt laut Herstellerangaben 250 µm. Der Knocheneinwuchs soll durch eine zusätzliche Hydroxylapatit-(HA)-Beschichtung gefördert werden.
Ein Quadrant der Schale ist für die Zusatzstabilisierung mit Spongiosaschrauben vorgesehen. Er verfügt über drei Schraubenlöcher. Unbesetzte Löcher werden offen gelassen. Das Loch des Einschlägers wird wie bei der Alpha-Lock-Pfanne ebenfalls mit einer Dichtungsschraube nach Implantation verschlossen.

Das sphärische UHMWPE-Inlay stützt sich mit Hilfe eines überstehenden Randes an der Metallschale ab und wird zusätzlich mit einem patentierten Sicherungsring im Innern gegen Rotation und Verkippung verankert.

ABBILDUNG 8 zeigt die Verteilung der Implantatfabrikate im Patientenkollektiv.

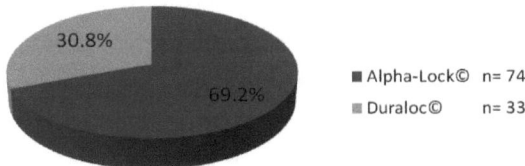

Abb.8: Tortendiagramm zur Verteilung der Implantatfabrikate.

2.3 Operation

Die Implantation der Hüft-TEP erfolgte in allen Fällen in Rückenlage über einen modifizierten anterolateralen Zugang nach Bauer.
Der Tractus iliotibialis wurde dargestellt und inzidiert. Die Freilegung der Gelenkkapsel geschah durch partielles Spalten des M. gluteus medius im Faserverlauf an seinem distalen Ansatz am Trochanter major. Die Kapsel wurde entlang des Schenkelhalses dargestellt und nach Inzision schrittweise anterolateral reseziert. Anschließend wurde der Hüftkopf luxiert und im Schenkelhals mittels einer oszillierenden Säge ca. 2 Querfinger oberhalb des Trochanter minors abgesetzt.

Mit zwei Hohmann-Hebeln am anterioren Acetabulumrand, sowie eines weiteren Hebels weiter dorsal, gelang die Darstellung der Gelenkpfanne. Periacetabuläres Kapsel-, Labrum- und Weichteilgewebe, sowie Osteophyten wurden abgetragen, die Synovia entfernt. Im Falle eines doppelten Pfannenbodens wurde dieser tonnenförmig aufgemeißelt und schließlich mit Fräsköpfen aufsteigender Größe unter Erhalt der knöchernen Zirkumferenz ausgefräst, bis sich ein gut durchblutetes Pfannenlager zeigte.
Gemäß den Empfehlungen in der Literatur (LEWINNEK 1978, MORSCHER 1992, BIEDERMANN et al. 2005) für die Prävention postoperativer Hüftgelenksluxationen wurde das Pfannenbett möglichst in 40° ± 10° Inklination und 15° ± 10° Anteversion angelegt.

Resorptionszysten am Grund wurden zur Verbesserung der lokalen ossären Regeneration mit autologer Spongiosa aufgefüllt (Pfannengrundplastik). Dies geschah in 65 Fällen (60,7%). Die Spongiosa wurde entweder mit einem scharfen Löffel aus makroskopisch vitalen Arealen des resezierten Hüftkopfes (n= 47) oder aus dem Inhalt der verwendeten Fräsköpfe im Sinne einer autologen heterotopen Knochentransplantation (n= 18) gewonnen.

ABBILDUNG 9 zeigt die Verteilung der durchgeführten Pfannengrundplastiken im Gesamtkollektiv.

III. SPEZIELLER TEIL – 2. Material und Methoden

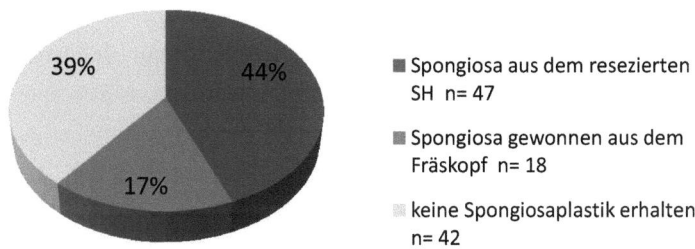

Abb.9: Tortendiagramm zur Verteilung der Pfannengrundplastiken.

Die Pfannenkomponente wurde unter entsprechender Positionierung axial eingeschlagen und die Stabilität der Press-Fit-Verankerung durch axialen Zug am Einschläger überprüft. Bei festem Sitz erfolgte die zusätzliche Einbringung von Spongiosa-Pfahlschrauben ins Os ilium. Das zentrale Loch im Dom der Pfanne, welches der Verankerung des Einschlägers diente, wurde mit einer Dichtungsschraube verschlossen bevor ein UHMWPE-Inlay eingesetzt wurde.

Nach Einbringung der Femurkomponente und der dynamischen Untersuchung der Luxationstendenz in Flexion und Extension sowie Kontrolle auf Beinlängengleichheit erfolgten eine ausgiebige Wundspülung und die Rekonstruktion der Vastus-Gluteus-Schlinge, um eine adäquate Muskelvorspannung zu erzielen.

Der Wundverschluss erfolgte über Naht des Tractus iliotibialis in Einzelknopftechnik, Subkutannaht und Hautnaht oder -klammerung. Je eine 12er-Redondrainage wurde im Gelenkbereich sowie subfaszial eingelegt.

2.3.1 Pfannengröße

Die Wahl der Pfannengröße war abhängig von der Größe der letzten verwendeten Fräse, mit welcher der Pfannenboden angefrischt und eine spongiöse Blutung hervorgerufen wurde. In allen Fällen wurde der Durchmesser des Pfannenimplantats so gewählt, dass das Acetabulum 2 mm unterfräst war.

Die absoluten Größen der implantierten Pfannen verteilten sich in dieser Studie wie folgt:

46 mm – n= 2;   48 mm – n= 8;   50 mm – n= 15;   52 mm – n= 26;
54 mm – n= 31; 56 mm – n= 10; 58 mm – n= 8;   60 mm – n= 4;   62 mm – n= 2;
64 mm – n= 1.
Der mittlere Durchmesser lag bei 54 mm.

ABBILDUNG 10 zeigt die Verteilung der Pfannengrößen: gesondert für die beiden verwendeten Implantatfabrikate und gesamt.

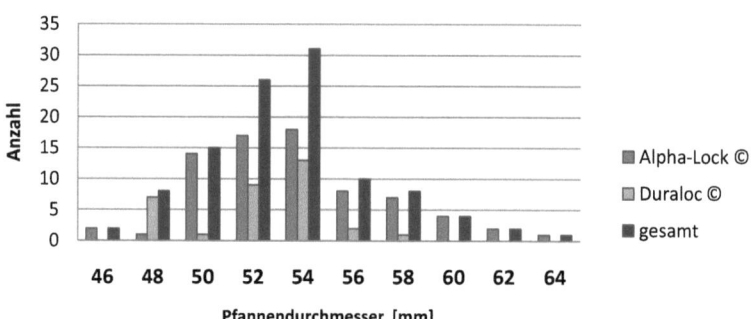

Abb.10: Säulendiagramm zur Verteilung der Pfannengrößen im Patientenkollektiv.

2.3.2 Femurkopfgröße

Die Wahl des Durchmessers der korrespondierenden Femurkopfprothese erfolgte in allen Fällen nach den Erfordernissen der *low friction arthroplasty* (vgl. Kapitel 1.1).

Insgesamt kamen drei verschiedene Kopfgrößen zum Einsatz:

22 mm – n= 2; 28 mm – n= 26; 32 mm – n= 80.

In einem Fall wurde innerhalb des Nachuntersuchungszeitraumes aufgrund von rezidivierenden Luxationen eine Revision mit Austausch des PE-Inlays und des Femur-kopfes vorgenommen. Dabei wurde von Größe 28 auf Größe 32 für Inlay-Innen-durchmesser und Femurkopfdurchmesser gewechselt. Die im Knochen verankerte Metallschale der Pfanne der Größe 52 verblieb unverändert in situ.

Die Verteilung der Kopfgrößen ist in ABBILDUNG 11 verzeichnet.

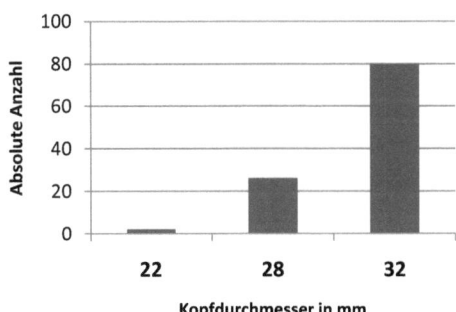

Abb.11: Säulendiagramm zur Verteilung der Femurkopfgröße im Patientenkollektiv.

2.3.3 Schraubenanzahl

Das Einbringen von zwei Spongiosa-Pfahlschrauben aus Titan erfolgte *a priori*, unabhängig von der Press-fit-Stabilität. In n= 8 Fällen (7,5%) bestanden aufgrund der Knochendichte intraoperativ Zweifel an der Langlebigkeit des erzielten Press-Sitzes und es wurden weitere Spongiosaschrauben eingebracht. In n= 6 Fällen (5,6%) entschieden sich die Operateure aufgrund der anatomischen Gegebenheiten und einem möglichen Risiko für benachbarte Strukturen intraoperativ für die Verwendung lediglich einer Spongiosaschraube.

Die mittlere Anzahl der pro Patient implantierten Spongiosaschrauben betrug 2,0 (SD 0,4; Minimum 1 Schraube, Maximum 4 Schrauben). Insgesamt wurden 218 Schrauben implantiert.

ABBILDUNG 12 zeigt die Verteilung der pro Patient verwendeten Schraubensätze.

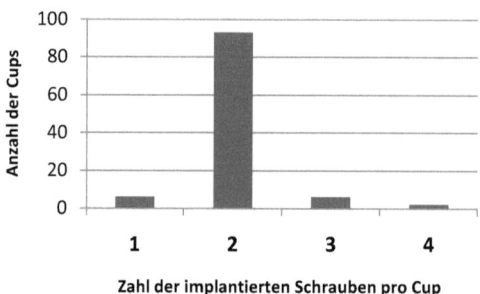

Abb.12: Säulendiagramm zur Verteilung der Schraubenanzahl im Gesamtkollektiv.

Der Durchmesser aller verwendeten Schrauben betrug standardmäßig 6,5 mm. Die Länge variierte zwischen 15 mm und 45 mm, mit einem jeweiligen Unterschied von 5 mm zwischen den Größen.

Die mittlere verwendete Länge im Gesamtkollektiv betrug 30 mm (siehe TABELLE 1).

ABBILDUNG 13 zeigt die Verwendungshäufigkeit der einzelnen Schraubenlängen absolut und anteilig in Prozent bezogen auf die Gesamtzahl der implantierten Schrauben.

Demgegenüber ist in ABBILDUNG 14 für jede Schraubenlänge die Anzahl der Implantate aufgezeichnet, die mit mindestens einer Schraube der jeweiligen Länge versorgt wurden.

ABBILDUNG 15 stellt in vier Diagrammen die Verwendungshäufigkeiten jeweils bezogen auf die Patientenkollektive mit unterschiedlicher Gesamtzahl an Stabilisierungsschrauben dar.

Die mittleren Schraubenlängen je Kollektiv sind TABELLE 1 zu entnehmen.

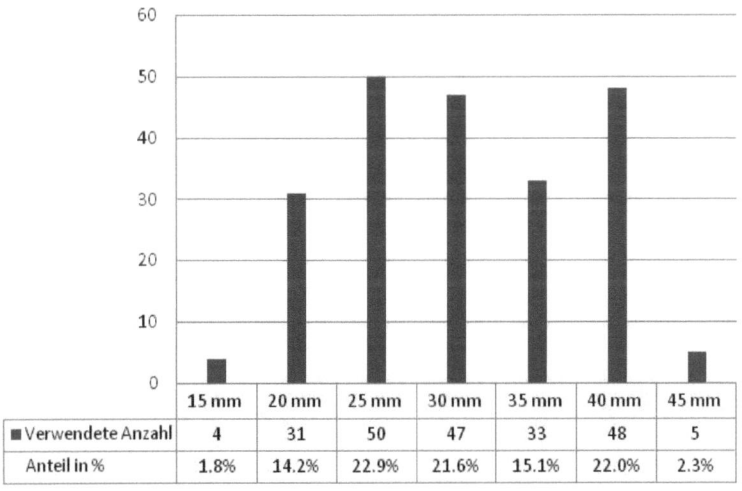

Abb.13: Verwendungshäufigkeit der verschiedenen Schraubenlängen bezogen auf die Gesamtzahl aller verwendeten Schrauben.

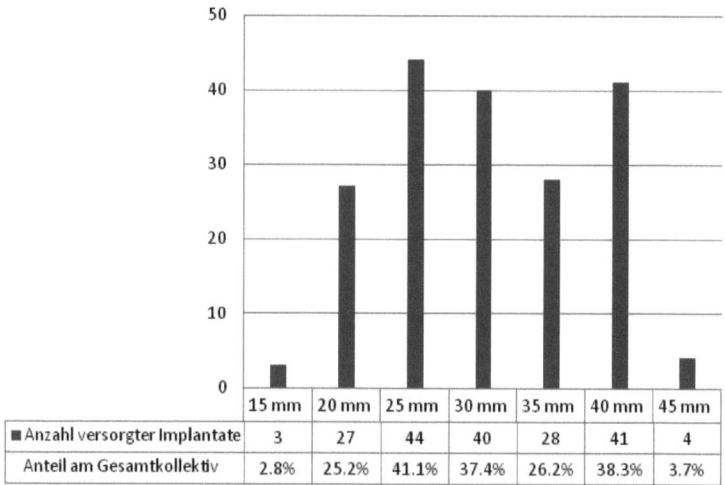

Abb.13: Anzahl der Implantate, die mit mindestens einer Schraube definierter Länge versorgt wurden und ihr Anteil am Gesamtkollektiv aller Implantate.

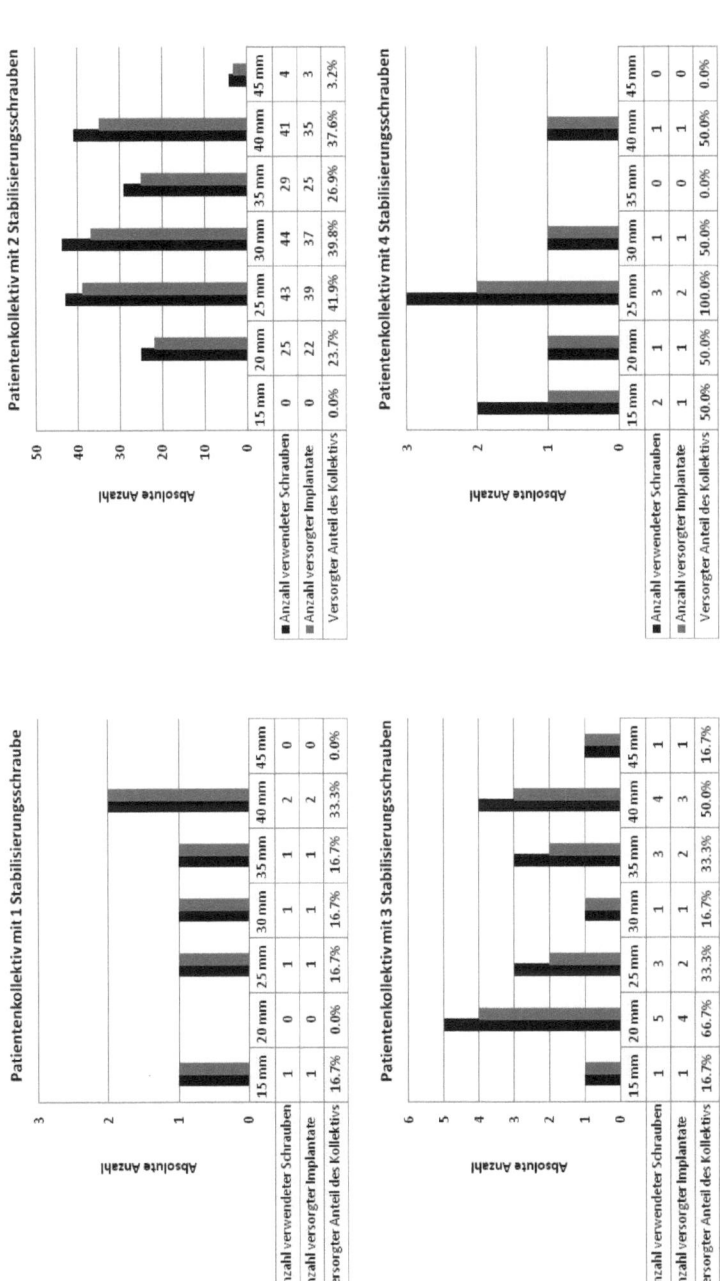

Abb.14: Verwendungshäufigkeit der unterschiedlichen Schraubenlängen in unterschiedlichen Patientengruppen.

Patientenkollektiv	Schraubenlänge [mm]			
	Mittelwert (gerundet)	SD	Minimum	Maximum
1 Schraube	30	11.8	15	45
2 Schrauben	30	9.7	15	40
3 Schrauben	30	9.7	15	40
4 Schrauben	25	8.2	15	40
gesamt	30	11.3	15	45

Tab.1: Länge der verwendeten Spongiosaschrauben. Mittelwert, Standardabweichung, Minimum und Maximum in verschiedenen Patientengruppen. Mittelwerte wurden auf die nächste real existierende Längengröße gerundet.

2.4 Nachuntersuchung

Die postoperative, poststationäre klinische Nachuntersuchung der Patienten erfolgte in der Regel nach sechs Wochen, zwölf Wochen, sechs Monaten, zwölf Monaten und danach jährlich im Rahmen der Endoprothetiksprechstunde gemäß den Kriterien der Consensus-Study-Group (JOHNSTON et al. 1990).

Routinemäßig wurde zuerst das Gangbild beurteilt (kein, mäßiges, starkes oder Duchenne-Hinken, Benutzung von Gehhilfen). Danach wurde der Beckengeradstand überprüft und das Ausmaß etwaiger Beinlängendifferenzen quantifiziert. Mit dem Trendelenburgtest wurde die Suffizienz der Glutealmuskulatur untersucht. Der Lokal-befund umfasste Narbenrötung, Überwärmung, Druckschmerz oder Schwellung. Der Bewegungsumfang der Hüftgelenke wurde nach der Neutralnullmethode in den Dimensionen Extension/Flexion, Innenrotation/Außenrotation und Abduktion/Adduktion dokumentiert. Mit dem Thomas-Handgriff wurden eventuell vorliegende Beugekon-trakturen detektiert.

2.5 Migrationsanalyse mittels EBRA

2.5.1 Röntgenbilder

Bei jeder Follow-up-Untersuchung der Patienten wurde eine tief eingestellte Beckenübersichtsaufnahme im anterior-posterioren (a.p.) Strahlengang angefertigt sowie eine Aufnahme nach Lauenstein.
Dies geschah standardisiert in der hauseigenen Röntgenabteilung mit einem digitalen Röntgengerät Typ Multix Pro® der Marke Siemens. Der Film-Fokus-Abstand betrug konstant 115 cm. Die Bilder kommen mit 1760 x 2136 Pixel zur Darstellung.

Die Migrationsanalyse erfolgte anhand der Beckenübersichtsaufnahmen. Um die Validität des EBRA-Messverfahrens zu gewährleisten, muss eine Serie von mindestens vier vergleichbaren Projektionen vorliegen (ECKHARDT et al. 1992, ILCHMANN et al. 1992).

Die durchschnittliche Bilderzahl pro Serie betrug in dieser Studie 5,6 Bilder (Minimum 4, Maximum 10 Bilder).
ABBILDUNG 16 zeigt die Verteilung der pro Patient für die Analyse verfügbaren Röntgenbilder. Insgesamt wurden 631 Röntgenbilder ausgewertet.

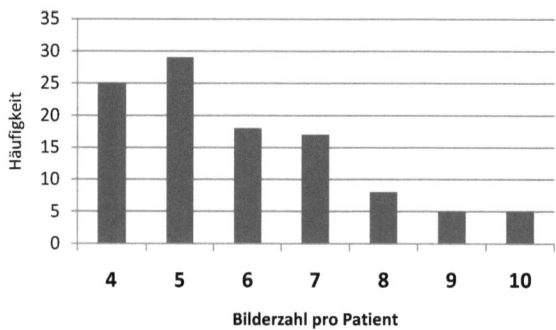

Abb.16: Säulendiagramm: Verfügbare Röntgenbilder pro Patient.

2.5.2 Hard- und Softwarevorraussetzungen

Die verwendete EBRA-Version 2006/2007 arbeitet mit einer graphischen Benutzeroberfläche welche als Basis mindestens das Betriebssystem Windows 95® erfordert. Sie besteht aus den drei Modulen EBRA-CUP, EBRA-FCA und EBRA-GRAF.

Mit EBRA-CUP erfolgt die Markierung der Referenzpunkte am Becken und dem Pfannenimplantat. EBRA-FCA ist das Pendant dazu, mit dem eine Migrationsanalyse für die Femurkomponente einer Hüft-TEP vorgenommen werden kann. Die Software erstellt dabei automatisch eine Binärdatei zu jedem eingelesenen Bild mit dem Quelltext der Markierungen. Die ursprünglichen Röntgenbilder bleiben unverändert. EBRAGRAF dient dem Auslesen der gewonnenen Datensätze und erlaubt eine Darstellung in tabellarischer und grafischer Form.

In dieser Studie wurden ausschließlich EBRA-CUP und EBRAGRAF verwendet. Alle Ausführungen erfolgten unter dem Betriebssystem Windows Vista® mit einem 2,20 GHz-Prozessor und 2 GB RAM-Rechner der Marke Toshiba und einem 21-Zoll Monitor mit 1440 x 900- Bildpunkten.

Die Röntgenbilder wurden mit dem Bildbefundungsprogramm SIENET MagicVIEW 300® der Firma Siemens über das hausinterne Kliniknetzwerk aus dem Bildarchiv geladen und in einem eigenen Patientenordner als JPEG-Format kompressionsfrei auf einem 4 GB-USB-Speicherstick zwischengespeichert. Danach erfolgte die Übertragung auf den Rechner mit der EBRA-Software.

2.5.3 Messvorgang

Die Bildverarbeitung beginnt im Programmmodul EBRA-CUP mit dem Aufrufen der einzelnen Bilder in chronologischer Reihenfolge und der Eingabe der zugehörigen Patientendaten in ein Dialogfeld. Folgende Daten werden erfasst: Datum der Aufnahme im Format JJJJMMTT, Vor- und Zuname des Patienten, seine Identifikationsnummer im Rahmen der Studie, Implantattyp, Kopfdurchmesser der Femurkomponente, Pfannendurchmesser und Film-Fokus-Abstand in Millimetern, sowie der Dateiname

Nach Kalibrierung der Bilder erfolgt die Markierung der fixen Referenzpunkte am knöchernen Becken. Sieben Tangenten werden dazu angelegt (siehe ABBILDUNG 17). Eine vorherige Durchsicht aller Projektionen und ein Vorgehen nach fester Reihenfolge empfehlen sich, um die Passpunkte schnell und übereinstimmend aufzufinden.

Die erste Tangente markiert das Beckenzentrum und wird an der Symphysis ossis pubis angelegt. Die zweite Tangente ist die Basislinie und kann wahlweise an die kaudale Kontur des Beckens angelegt werden, oder am kaudalen Rand der beiden Foramina obturatoria. Wichtig ist, dass diese Wahl für sämtliche Bilder einer Serie gleich getroffen wird. Parallel dazu werden zwei weitere horizontale Tangenten gelegt, am Oberrand des Ramus ossis pubis und an die Kontur eines Foramen sacralis, das auf allen Bildern gleichermaßen zu erkennen ist. Es folgen zwei vertikale Tangenten an der Apertura pelvis, die rechts und links den Diameter transversa markieren. Zuletzt wird die sogenannte F-Tangente ipsilateral auf Seite der Endoprothese vertikal an das Foramen obturatorium gesetzt.

Für die Endoprothese steht ein Markierungsassistent zur Verfügung. Entlang der Femurkopfsilhouette setzt der Untersucher mindestens vier Punkte. Das Programm errechnet daraus automatisch eine Kreisfigur, die den Umfang des Kugelkopfes der Endopothese beschreibt. Die Pfannenkontur benötigt mindestens sechs Punkte. Der Pfannenrand wird mit einer Ellipse beschrieben, welche mindestens fünf Konturpunkte oder eine Markierung der beiden Scheitelpunkte und einen weiteren Punkt dazwischen erfordert. Nicht akkurat gesetzte Passpunkte resultieren in Abweichungen der Kontur-linien und können gegebenenfalls manuell berichtigt werden

Nach Abschluss der Markierung werden die Daten über den Menübefehl „Write Data" gesichert und das nächste Bild der Untersuchungsserie aufgerufen. Der Messvorgang ist mit dem letzten Bild beendet, danach wechselt der Untersucher über zum Pro-grammmodul EBRAGRAF, das die kalkulierten Migrationswerte darstellt. Sollten zu einem späteren Zeitpunkt weitere Follow-up-Untersuchungen desselben Patienten hinzukommen, lassen sich diese problemlos integrieren. Die zusätzlichen Röntgenbilder werden hierzu wie gewohnt mit EBRA-CUP geöffnet und bearbeitet. Das Programm ordnet die Daten automatisch der Serie zu.

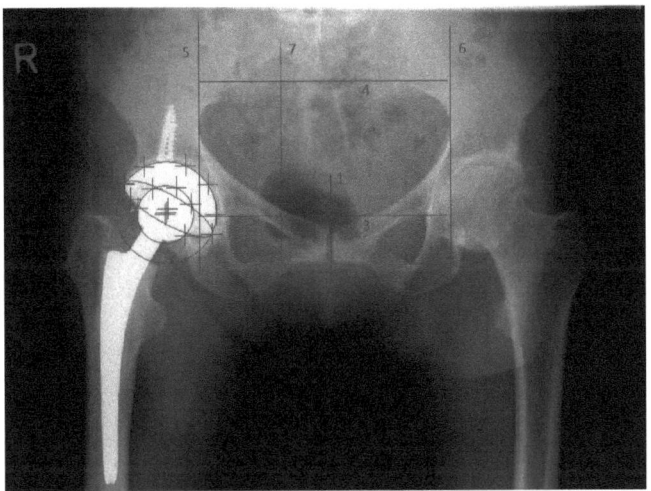

Abb.17: Beckenübersichtsaufnahme mit den Markierungen für eine EBRA-Messung (rot). Die Ziffern bezeichnen die Reihenfolge in der die Tangenten an die knöchernen Referenzpunkte angelegt wurden.

2.5.4 Auswertung

Die Auswertung der Migrationsdaten erfolgt durch das Programmmodul EBRA-GRAF, welches über drei Darstellungsoptionen für die Parameter Pfannen- und Gelenkkopfwanderung entlang der x- und y-Achsen, Pfanneninklination und -anteversion, sowie Inlayabrieb verfügt: Darstellung als Tabelle, Liniendiagramm und grafische Simulation.

Für alle Darstellungsformen gilt, dass die Bezeichnung „x" für die horizontale Dimension steht, „y" für vertikale Dimension. Die jeweilige Richtung wird durch positive und negative Zahlenwerte ausgedrückt. Bei den Werten für Pfanneninklination und -anteversion handelt es sich um absolute Werte.

TABELLE 2 gibt einen Überblick über die Lesart der ausgegebenen Werte.

Parameter	x- Wert		y- Wert		
	positiv	negativ	positiv	negativ	
Migration	nach lateral	nach medial	nach cranial	nach caudal	Bedeutung
Verschleiß	Inlaybereich medial	Inlaybereich lateral	Inlaybereich proximal	Inlaybereich distal	

Tab.2: Bedeutung der EBRA-Messwerte für Migration und Inlayverschleiß.

ABBILDUNG 18 zeigt beispielhaft die Darstellung der Messergebnisse durch EBRAGRAF in tabellarischer Form.

```
PATIENT: R              / SIDE OF REPLACEMENT: left
TOTAL NUMBER OF X-RAYS: 5   PERIOD OF OBSERVATION: 39 months
TIME LIMIT: 60 months   COMP LIMIT: 3 mm   DUAL-COMP: OFF
DATA FILE: d:\Pfannenmigration\BILDER\Fertig\R          \079.dat   DATE: 04-07-2009

EBRA-PARAMETERS WITH DIAGRAM-DISCONNECTION-FLAGS (0/1)
(dots instead of values mark incomparable radiographs)

months  head-x    cup-x     wear-x    head-y    cup-y     wear-y    inclin.   antev.
0       00.0  0   00.0  0   00.0  0   00.0  0   00.0  0   00.0  0   41.3  0   15.1  0
3       -00.1 0   -00.1 0   00.1  0   -00.2 0   -00.2 0   00.0  0   41.3  0   15.1  0
6       -00.2 0   -00.1 0   00.1  0   -00.2 0   -00.3 0   00.0  0   41.3  0   15.2  0
30      00.1  0   00.1  0   00.0  0   -00.1 0   -00.2 0   00.2  0   41.4  0   15.1  0
39      00.2  1   00.2  1   00.0  1   -00.1 1   -00.5 1   00.4  1   41.6  1   14.8  1
```

Abb. 18: Tabellarische Auswertung einer EBRA-Migrationsanalyse.

III. SPEZIELLER TEIL – 2. Material und Methoden

Die erste Spalte listet, ausgehend vom Zeitpunkt Null der ersten Röntgenuntersuchung, die Follow-up-Termine in chronologischer Reihenfolge nach Anzahl der vergangenen Monate auf. In gleicher Zeile sind jedem Untersuchungsdatum die exakten Messwerte als Dezimalzahl zugeordnet. Hinter jedem Wert erscheint außerdem jeweils eine sogenannte Flaggziffer, 0 oder 1. Diese zeigt an, ob die Projektion in diesem Punkt mit den Vorangegangenen vergleichbar ist. Null steht für Vergleichbarkeit, Eins steht für Inkompatibilität, bzw. das Ende einer Serie. Eine inkomparable Aufnahme innerhalb der Serie ist nicht zwangsläufig unverwertbar. Folgt später innerhalb der Serie ein weiteres Bild mit vergleichbarer Projektion, so matcht der Vergleichbarkeitsalgorithmus diese. Komplett unverwertbare Aufnahmen erscheinen in der Tabelle mit Strichen statt Zahlenwerten.

ABBILDUNG 19 zeigt exemplarisch die Darstellungsform der Liniendiagramme.

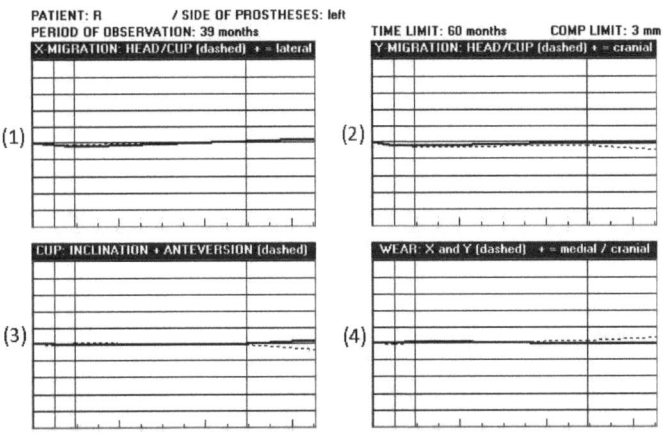

Abb.19: Liniendiagramm einer EBRA-Migrationsanalyse.
(1) horizontale Migration, (2) vertikale Migration, (3) Anteversion und Inklination, (4) Inlayverschleiß.

Diagramm 1 und 2 demonstrieren die horizontale bzw. vertikale Migration von Pfanne und Gelenkkopf über den Beobachtungszeitraum. Der gestrichelte Graph steht jeweils für das Pfannenimplantat, der durchgezogene Graph für den Kugelkopf des Gelenks. Diagramm 3 zeigt die Inklination und Anteversion (gestrichelter Graph) der Pfanne, Diagramm 4 den horizontalen und vertikalen (gestrichelter Graph) PE-Abrieb. Die Ordinate der Diagramme ist mit Linien skaliert, die jeweils ein Intervall von 1 mm für die horizontale und vertikale Migration und den PE-Abrieb markieren. Im Falle von Inklination und Anteversion bedeutet ein Intervall jeweils eine Änderung um 1°

ABBILDUNG 20 zeigt die Wanderungsdarstellung im sogenannten SIMULGRAF-Modus. Hier wird für jeden Untersuchungszeitpunkt die relative Position der Pfanne im Raum in einem Raster eingezeichnet. Ein Quadrat in der Grafik entspricht einem Quadratmillimeter. Das Migrationsmuster kann so optisch nachvollzogen werden.

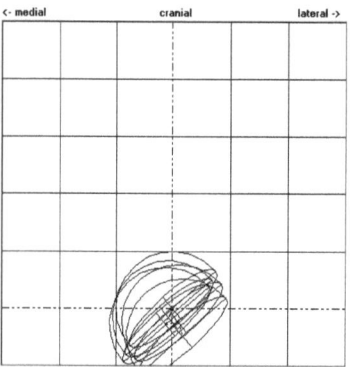

Abb.20: SIMULGRAF-Wanderungsdiagramm
Ein Quadrat entspricht 1 mm² Fläche.

2.5.5 Messgenauigkeit

WILKINSON et al. (2002) zeigten in einer Studie über die Präzision der EBRA, dass die Methode untersucherunabhängig ist.

Der Vergleichbarkeitsalgorithmus der EBRA-Software sorgt dafür, dass nur vergleichbare Röntgenprojektionen, deren Passpunkte der Beckenkontur nur in bestimmtem Rahmen voneinander abweichen, zur Migrationsanalyse herangezogen werden. Die sogenannte Vergleichbarkeitsschranke wurde in dieser Studie mit 3 mm gewählt. Dies lässt eine maximale Kippung der Bilder von 9° in vertikaler bzw. 6° in horizontaler Richtung zu. Mit dieser Vorgabe wird eine Messgenauigkeit von 1 mm für Migration und Inlayverschleiß erreicht. Änderungen der Pfanneninklintion und -anteversion werden ab 1,7° sicher detektiert (KRISMER et al. 1995, WILKISON et al. 2002).

Die Genauigkeit lässt sich mit steigender Anzahl der Röntgenbilder pro Serie erhöhen, bzw. durch Reduktion der Vergleichbarkeitsschranke (ILCHMANN et al. 1992).

Mindestens vier vergleichbare Projektionen werden für ein sinnvolles Wanderungsmonitoring benötigt (siehe Kapitel II. 2.5.1)

2.6 Konventionelle Röntgenuntersuchung

Eine konventionelle Beurteilung aller verfügbaren Röntgenbilder erfolgte in Hinblick auf fokale Osteolysen. Die Knochen-Implantat-Grenze entlang der Pfannenzirkumferenz wurde jeweils auf dem letzten Bild jeder Serie beurteilt und auf das Auftreten von *radiolucent lines* in den drei Zonen nach DELEE und CHARNLEY (1976) hin untersucht. Die Breite des Aufhellungssaumes wurde mit Hilfe der EBRA-Software ermittelt, die über einen Distanzkalkulator verfügt.

2.7 Migration und Lockerungsdiagnose

Ausgehend von der Messgenauigkeit der EBRA-Methode wurden in dieser Studie gemessene Migrationen ab 1 mm in horizontaler und cranialer Richtung als signifikant angesehen. Messwerte >1 mm in caudaler Richtung galten als Messfehler, da eine caudale Migration aus biomechanischen Gründen nicht möglich ist (OCHS et al. 2007). Änderungen der Pfanneninklination und -anteversion wurden ab 1,7° als signifikant angesehen.

Die Diagnose einer definitiven Lockerung des Implantats wurde gestellt, wenn eine Revisionsoperation mit Wechsel der Pfannenkomponente erfolgt war oder wenn eindeutige radiologische Zeichen mit entsprechenden klinischen Beschwerden bestanden. Für die radiologische Beurteilung wurden die Kriterien von ENGH (1990) verwendet. Demnach galt ein Implantat als gelockert, wenn entweder:
- auf dem letzten Röntgenbild der Serie im Bereich der Knochen-Implantat-Grenze eine kontinuierliche *radiolucent line* (RLL) in mindestens zwei von drei Zonen nach DELEE und CHARNLEY vorlag
- progressive Osteolysen nachweisbar waren, die eine Pfanneninstabilität andeuteten

oder
- innerhalb des Untersuchungszeitraums eine Migration von mehr als 3 mm, bzw. eine Änderung der Pfanneninklination um mehr als 8° nachweisbar war.

2.8 Statistik

Die Ergebnisse wurden als Mittelwert und Standardabweichung dargestellt. Die Analyse der Daten erfolgte mit dem Programm Microsoft Excel 2007®.

Korrelationsanalysen wurden mit einem zweiseitigen studentischen t-Test für zwei Stichproben mit ungleicher Varianz vorgenommen. Untersucht wurden jeweils die Korrelationen zwischen Pfannenmigration und dem Auftreten implantatassoziierter Osteolysen (RLL und Zysten) und:

- Anzahl und Länge der verwendeten Pfahlschrauben
- Pfannendurchmesser, - inklination und -anteversion
- Femurkopfdurchmesser

sowie den patientenbezogenen Faktoren:

- Anzahl der Risikofaktoren für eine aseptische Lockerung
- Alter
- Geschlecht
- Gewicht
- Body Mass Index (BMI).

Ein theoretisch möglicher, direkter Zusammenhang zwischen Migration und dem radiologischen Nachweis von Osteolysen wurde ebenfalls auf seine Konsistenz geprüft.

Das Signifikanzniveau α für die maximale Irrtumswahrscheinlichkeit wurde mit α= 0,05 gewählt. Damit galt ein p-Wert < 0,05 als Ausdruck einer statistisch relevanten Korre-lation. P-Werte ≥ 0,05 wurden dagegen als statistisch nicht signifikant eingestuft.

Alle Migrationsmesswerte unterhalb der Signifikanzgrenze von EBRA wurden für die Korrelationsberechnungen auf Null gesetzt.

3. Ergebnisse

3.1 Nachuntersuchungen

Alle 102 Patienten mit insgesamt 107 Prothesen wurden erreicht und zum letzten Zeitpunkt klinisch und radiologisch untersucht. Der mittlere Nachuntersuchungszeitraum betrug 2,6 ± 1,7 Jahre (32 ± 21 Monate). Der minimale Nachuntersuchungszeitraum lag bei 0,3 Jahre (3 Monate), die maximale Nachuntersuchungsdauer betrug 6,9 Jahre (83 Monate). Fünf Patienten mit fünf Prothesen sind nach dem letzten Follow-up-Termin verstorben.

3.1.1 Revisionsfälle

Vier Patienten (3,7%) mussten sich innerhalb des Nachuntersuchungszeitraumes einer Revisionsoperation unterziehen.

In einem Fall (0,9%) handelte es sich um einen Pfannenwechsel aufgrund klinischer und röntgenologischer Zeichen einer Lockerung, 1,8 Jahre (21 Monate) nach der Primärimplantation. Der Befund wurde intraoperativ bestätigt. Bei der explantierten Pfanne handelte es sich um eine Alpha-Lock®- Pfanne der Größe 50, stabilisiert durch zwei Spongiosapfahlschrauben von je 20 mm Länge. Eine Spongiosaplastik war erfolgt. Zum Zeitpunkt der Primäroperation war der Patient 18 Jahre alt. Die Indikation bestand in einer avaskulären Hüftkopfnekrose. Als gesicherte Nebendiagnose ist eine homozygote Sichelzellenanämie bekannt. Das Primärimplantat und seine Stabilisierungsschrauben konnten restlos entfernt werden. Das Pfannenbett wurde mit der nächstgrößeren Fräse angefrischt und eine Duraloc®- Pfanne der Größe 54 mit zwei Stabilisierungsschrauben der Längen 30 mm und 40 mm besetzt. Die Femurschaft-prothese imponierte fest verankert und wurde belassen. Es erfolgte lediglich ein Austausch des Kopfes von Größe 28 auf 32.

Die Gründe für die übrigen Revisionsoperationen waren: Nekrotisierender Gewebedefekt (n= 1), rezidivierende Luxationen (n= 1) und Inlayverschleiß durch Polyethylen-abrieb (n= 1).

Alle Gründe und die jeweilige postoperative Dauer bis zur Revision sind in TABELLE 3 gelistet. Die mittlere Zeit postoperativ bis zur Revision betrug 2,1 ± 1,9 Jahre (24 ± 22 Monate).

Revisionsdiagnose	Revisionsmaßnahme	Zeitpunkt nach Primäroperation	
Nekrotisierender Gewebedefekt mit Verdacht auf tiefe Implantatinfektion	Jet- Lavage, Débridement	3 Monate	0,2 Jahre
Rezidivierende Luxationen	Inlay- und Kopfwechsel	19 Monate	1,6 Jahre
Aseptische Lockerung der Pfanne	Pfannenwechsel	21 Monate	1,8 Jahre
Inlayverschleiß durch PE-Abrieb	Inlaywechsel	55 Monate	4,8 Jahre

Tab.3: Art und Behandlung der Revisionsfälle sortiert nach ihrem zeitlichen Auftreten nach der Primäroperation.

Bei zwei Patienten (1,9%) wurde innerhalb der Nachuntersuchungszeit ein revisionsbedürftiger Befund erhoben, der jedoch nicht mehr innerhalb des beobachteten Zeitraumes operativ versorgt wurde. Dabei handelte es sich in einem Fall um den klinischen Befund einer aseptischen Pfannenlockerung, der 0,8 Jahre (9 Monate) nach der Implantation durch ein entsprechend pathologisches Skelett-Szintigramm mit lokaler Mehranreicherung bestätigt wurde.

Im anderen Fall wurde bei der letzten Nachuntersuchung, 1,9 Jahre (22 Monate) die radiologisch gesicherte Diagnose einer symptomatischen Schaftsinterung der Femurkomponente mit Revisionsbedarf gestellt.

3.2 Konventionelle Röntgenuntersuchung

78 (72,9%) Pfannen wiesen in der konventionellen Röntgenbildbefundung keinerlei radiographische Zeichen von fokaler Osteolyse auf. 29 (27,1%) Pfannen fielen dagegen durch implantatassoziierte Osteolyseherde auf.

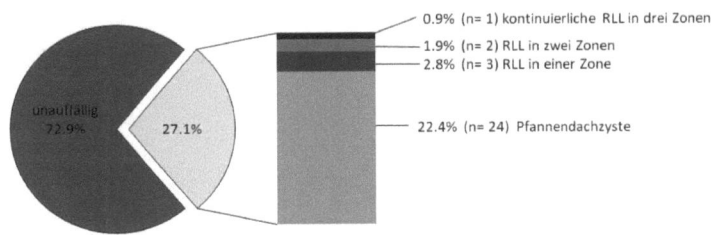

Abb.22: Verteilung radiographischer Befunde im Gesamtkollektiv.

In sechs Fällen (5,6%) handelte es sich dabei um einen als *radiolucent line* (RLL) sicht-baren Lysesaum entlang der Pfannenzirkumferenz, mit einer mittleren gemessenen Breite von 2,3 ± 1,1 mm (Minimum 1,0 mm, Maximum 3,0 mm). (siehe TABELLE 5).

Bei drei Implantaten (2,8%) war davon ausschließlich eine Zone nach DELEE und CHARNLEY (1976) betroffen. Bei zwei Implantaten (1,9%) erstreckte sich die RLL über zwei Zonen. In einem Fall (0,9%) war eine kontinuierliche RLL in allen drei Zonen nachweisbar. Dieses Implantat wies außerdem gleichzeitig eine zystische Veränderung des knöchernen Pfannendachs in Zone II auf.
23 weitere Patienten (21,5%) wiesen Zysten als Solitärbefund auf. Zystische Veränderungen wurden damit insgesamt 24 Mal (22,4%) registriert, bevorzugt (n= 23; 21,5% des Gesamtkollektivs) lokalisiert in Zone II, im Corpus ossis ilii und mit Kontakt zu den Stabilisierungsschrauben (n= 22; 20,6% des Gesamtkollektivs).

Dabei waren Implantate mit zwei Stabilisierungsschrauben am häufigsten betroffen (n= 21, 95,5% aller schraubenadhärenten Zysten). Zysten ohne Anschluss an die Schraubkanäle wurden zweimal (1,9%) an Position der zentralen Verschlussschraube im Pfannendom, ebenfalls in Zone II, gefunden. Eine deutliche Größenprogression der einzelnen Zysten im Zeitverlauf wurde nicht festgestellt.

Die exakte Verteilung aller erhobenen Befunde auf die drei DELEE- und CHARNLEY- Zonen ist aus TABELLE 5 zu entnehmen. Lysesäume und Zysten mit einer Ausdehnung über mehr als eine Zone werden im linken Block der Tabelle für jede Zone separat erfasst. Dagegen gibt der rechte Block die absoluten Fallzahlen betroffener Implantate wieder, getrennt nach dem radiologischen Erscheinungsbild.

	Pfannenzirkumferenz			Betroffene Implantate	
	Zone I	Zone II	Zone III	Gesamt	Anteil Gesamtkollektiv
RLL					
Betroffene Anzahl n=	3	4	3	6	5,6%
Breite < 2mm	1	3	3	4	3,7%
Breite > 2mm	2	1	0	2	1,9%
Mittelwert	2,3 mm	1,7 mm	1,2 mm	2,3 mm	
SD	1,1 mm	0,7 mm	0,2 mm	1,1 mm	
Minimum	1,0 mm	1,2 mm	1,0 mm	1,0 mm	
Maximum	3,0 mm	2,8 mm	1,3 mm	3,0 mm	
Zyste					
Betroffene Anzahl n=	3	23	4	24	22,4%
Schraubenadhärent	3	21	3	22	20,6%
Pfannendom	0	2	1	2	1,9%

Tab.5: Ergebnisse der konventionellen Röntgenauswertung.
    (a) getrennt nach Lokalisation in den drei Zonen nach DELEE und CHARNLEY
    (b) zusammengefasst nach Entität der radiologischen Veränderung.

3.3 Pfannenmigrationsanalyse mittels EBRA

Für alle 107 Implantate (100%) konnte mittels EBRA eine Migrationsanalyse durchgeführt werden. Damit lagen abschließend 428 Messwerte vor – für jedes Implantat vier – welche die Migration in horizontaler (x-Migration) und vertikaler Richtung (y-Migration) sowie die Änderung der Inklinations- und Anteversionswinkel beschreiben.

Die mittlere gemessene Migration im Gesamtkollektiv betrug 0,2 ± 0,4 mm.
101 Implantate (94,4%) zeigten keine messbare Migration oberhalb der Signifikanzgrenze von EBRA und wurden damit als stabil angesehen (siehe ABBILDUNG 23).
Bei sechs Pfannen (5,6%) ließ sich eine Migration >1 mm, bzw. eine Änderung der Pfanneninklination und -anteversion um mehr als 1,7° nachweisen. Sie zeigten insgesamt 11 auffällige Messwerte, die in Kapitel 3.3.5 zusammengefasst werden.
In drei Fällen (2,8%) verlief die Migration im Untersuchungszeitraum progredient. Eine dieser Pfannen (0,9% des Gesamtkollektivs) migrierte um mehr als 3 mm und wies eine Änderung der Pfanneninklination um mehr als 8° auf. Damit erfüllte sie aufgrund der EBRA-Ergebnisse die in dieser Studie verwendeten Kriterien einer Implantatlockerung (vgl. Kapitel 2.7). In den übrigen drei Fällen (2,8%) fand nach anfänglicher Migration noch innerhalb der Nachuntersuchungsperiode eine mit EBRA nachvollziehbare Restabilisierung der Pfanne statt (siehe ABBILDUNG 23).

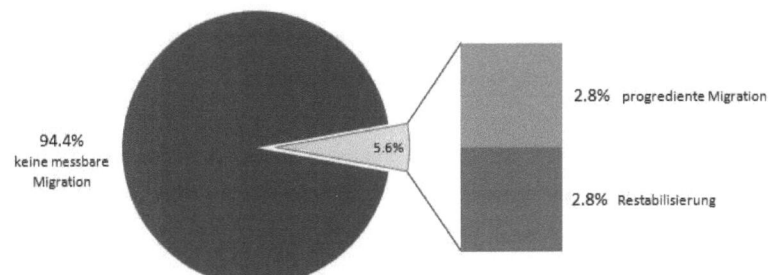

Abb.23: Tortendiagramm Verteilung der Ergebnisse der Migrationsanalyse.

3.3.1 Horizontale Migration im Gesamtkollektiv

ABBILDUNG 24 zeigt die Streuung der EBRA- Messwerte für die horizontale Migration (x-Migration) im Gesamtkollektiv als Punktwolkendiagramm.
Auf der Abszisse ist die laufende Nummer der Implantate angegeben. Auf der Ordinate ist im positiven Bereich die Wanderungsstrecke nach lateral, im negativen Bereich nach medial in Millimetern abzulesen. 105 Implantate (98,1%) zeigen keine Verschiebung oberhalb der Signifikanzgrenze. Sie sind als weiße Rauten dargestellt. Zwei Implantate (1,9%) weisen eine signifikante Migration auf, sie sind als graue Quadrate dargestellt.

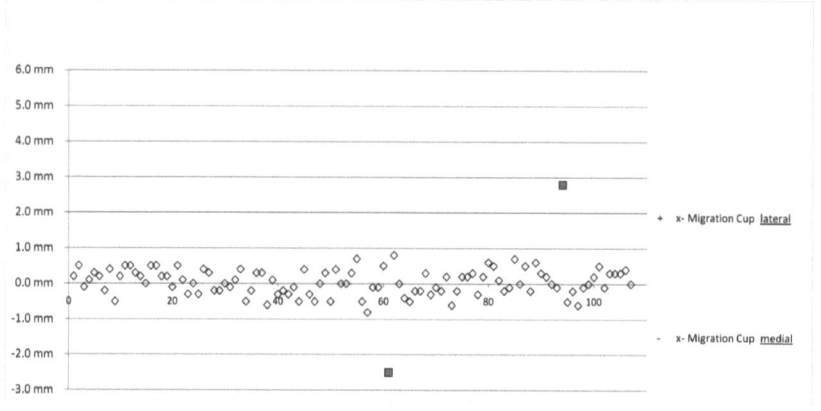

Abb.24: x-Migration im Gesamtkollektiv- Streuung der EBRA-Messwerte im Punktwolkendiagramm.

Implantat Nr. 61 ist im Beobachtungszeitraum 2,5 mm nach medial gewandert.
Implantat Nr. 94 ist um 2,8 mm nach lateral gewandert.

Für die übrigen Implantate war keine signifikante Migration feststellbar.
Die durchschnittlich gemessene Migration dieser Pfannen betrug 0,2 ± 0,2 mm (Minimum 0,0 mm, Maximum 0,8 mm) nach lateral und 0,1 ± 0,2 mm (Minimum 0,0 mm, Maximum 0,8 mm) nach medial.

3.3.2 Vertikale Migration im Gesamtkollektiv

ABBILDUNG 25 zeigt die Streuung der EBRA-Messwerte für die vertikale Migration (y-Migration) im Gesamtkollektiv als Punktwolkendiagramm.
Auf der Abszisse ist die laufende Nummer der Implantate verzeichnet. Auf der Ordinate ist im positiven Bereich die Wanderungsstrecke nach cranial, im negativen Bereich nach caudal in Millimetern abzulesen. 102 Implantate (95,3%) zeigen keine Verschiebung oberhalb der Signifikanzgrenze. Sie sind als weiße Rauten dargestellt. Fünf Implantate (4,7%) zeigten eine signifikante craniale Migration. Sie sind als graue Quadrate hervorgehoben.

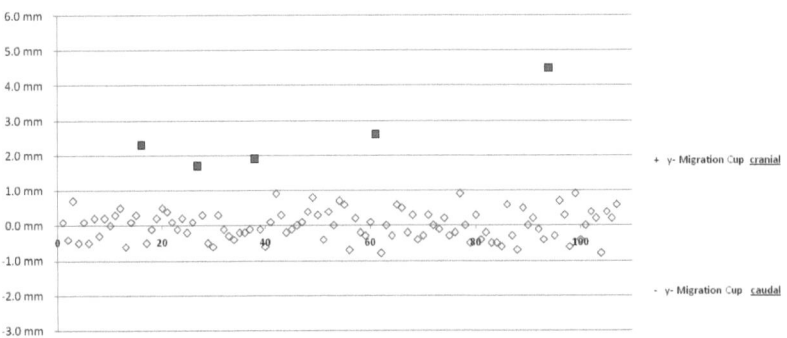

Abb.25: y-Migration im Gesamtkollektiv- Streuung der EBRA-Messwerte im Punktwolkendiagramm.

Implantat Nr. 16 ist um 2,3 mm migriert, Implantat Nr. 27 um 1,7 mm, Implantat Nr. 38 um 1,9 mm, Implantat Nr. 61 um 2,6 mm, Implantat Nr. 94 um 4,5 mm.

Für die unauffälligen Implantate betrug die mittlere gemessene Migration nach cranial 0,2 ± 0,2 mm (Minimum 0,0 mm, Maximum 0,9 mm) und nach caudal 0,2 ± 0,2 mm (Minimum 0,0 mm, Maximum 0,8 mm).

3.3.3 Messung der Pfanneninklination

Der durchschnittlich im Gesamtkollektiv gemessene Inklinationswinkel der Pfannenimplantate betrug 40,0 ± 8,1° (Minimum 22,7°, Maximum 64,3°).
ABBILDUNG 26 zeigt die Verteilung der Inklinationswinkel im Gesamtkollektiv. Auf der Abszisse sind die 107 Pfannen aufgetragen, in absteigender Reihenfolge nach dem Messergebnis sortiert. Auf der Ordinate sind die Winkelgrade abzulesen. Der zur Prävention postoperativer Hüftgelenksluxationen bedeutsame Bereich von 40 ± 10° Inklination ist grün hinterlegt.
84 Pfannen (78,5%) weisen einen Inklinationswinkel innerhalb dieses Bereichs auf. 11 Pfannen (10,3%) liegen darunter, 12 Pfannen (11,2%) darüber.

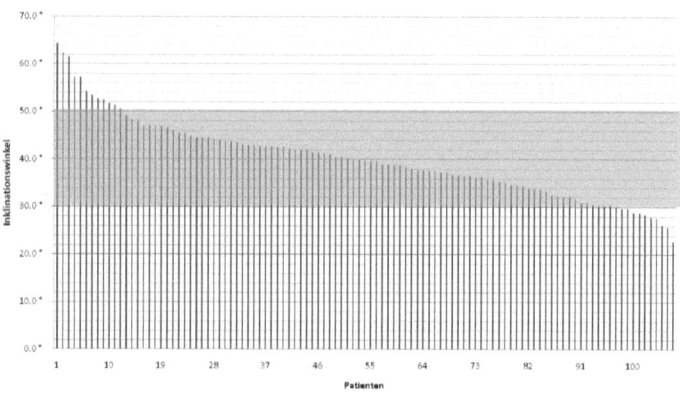

Abb.26: Postoperativer Inklinationswinkel im Gesamtkollektiv - sortiert nach absteigender Größe.

104 Pfannen (97,2%) zeigten innerhalb ihres Nachuntersuchungszeitraumes keine signifikante Änderung des Inklinationswinkels. Dagegen verzeichneten zwei Pfannenkomponenten (1,9%) eine relevante Zunahme, eine Komponente (0,9%) eine relevante Verringerung der Pfanneninklination.

ABBILDUNG 27 zeigt für jedes beobachtete Implantat die Messwertabweichungen des Inklinationswinkels zum Zeitpunkt der letzten Nachuntersuchung im Vergleich zur ersten postoperativen Messung.

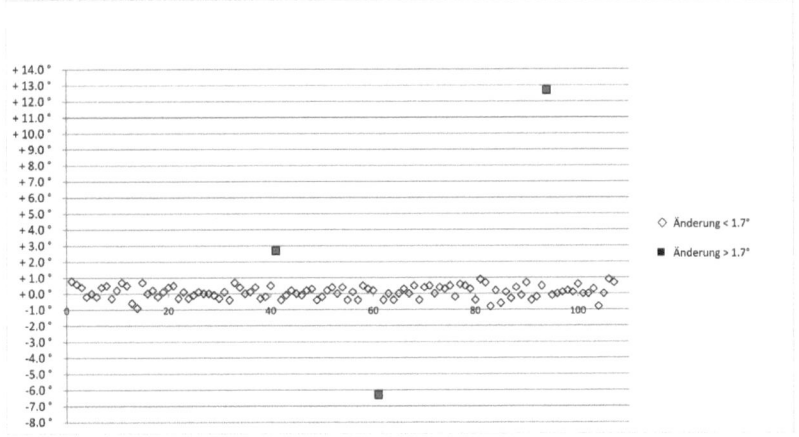

Abb.27: Punktwolkendiagramm - Ergebnisse der EBRA-Messung für die Änderung der Pfanneninklination.

Implantat Nr. 41 zeigte ausgehend von einem postoperativen Inklinationswinkel von 38,9° eine Zunahme der Inklination um + 2,7°.
Implantat Nr. 94 zeigte gegenüber dem postoperativen Inklinationswinkel von 57,1° eine Zunahme um + 12,7°.
Implantat Nr. 61 zeigte ausgehend von einem postoperativen Inklinationswinkel von 38,9° eine Verringerung der Inklination um - 6,3°.

Unterhalb der Nachweisgrenze von EBRA betrug die mittlere gemessene Zunahme des Inklinationswinkels 0,4 ± 0,2° (Minimum 0,0°, Maximum 0,9°). Die mittlere gemessene Abnahme des Inklinationswinkels betrug in dieser Gruppe 0,2 ± 0,2°(Minimum 0,0°, Maximum 0,9°).

3.3.4 Messung der Pfannenanteversion

Der mittlere Wert der gemessenen Pfannenanteversion im Gesamtkollektiv betrug 16,4 ± 5,7° (Minimum 3,4°, Maximum 31,5°). Die Verteilung der Anteversionswinkel im Gesamtkollektiv ist in ABBILDUNG 28 dargestellt. Auf der Abszisse sind die 107 Pfannenkomponenten in absteigender Reihenfolge nach Größe ihres Anteversionswinkels geordnet. Die zugehörigen Winkelgrade sind auf der Ordinate abzulesen. Der zur Prävention postoperativer Hüftgelenksluxationen empfohlene Bereich von 15° ± 10° Anteversion ist grün hinterlegt.

97 Implantate (90,7%) liegen in diesem Bereich. Demgegenüber unterschreiten vier (3,7%) diesen Bereich und sechs Implantate (5,6%) weisen höhere Werte auf.

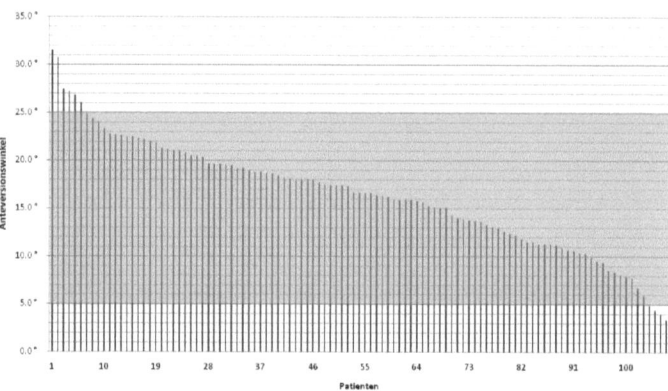

Abb.28: Postoperativer Anteversionswinkel im Gesamtkollektiv – sortiert nach absteigenden Winkelwerten.

106 Pfannenkomponenten (99,1%) zeigten von der ersten postoperativen Messung bis zur letzten Follow-up-Untersuchung keine signifikante Änderung der Anteversion. Die mittlere gemessene Zunahme des Winkels betrug in dieser Gruppe 0,4 ± 0,3° (Minimum 0,0°, Maximum 0,9°). Die mittlere gemessene Abnahme lag bei 0,3 ± 0,3° (Minimum 0,0°, Maximum 0,9°).

Ein Implantat (0,9%) (Nr. 94), fiel durch eine Zunahme der Anteversion um 12,9°, ausgehend von einem postoperativen Anteversionswinkel von 9,9°, auf.

Die für jedes Implantat verzeichneten Abweichungen des zuletzt gemessenen Anteversionswinkels vom ersten postoperativen Ergebnis sind in ABBILDUNG 29 als Punktwolkendiagramm wiedergegeben.

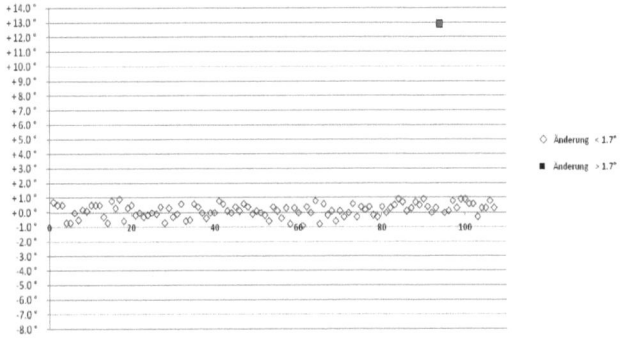

Abb.29: Punktwolkendiagramm-Ergebnisse der EBRA-Messung für die Änderung der Pfannenanteversion.

3.3.5 Zusammenfassung auffälliger Messwerte

Insgesamt wurden 11 Messwerte registriert, die für sechs Pfannen (5,6% des Gesamtkollektivs) eine Migration oberhalb der Signifikanzgrenze von EBRA anzeigen. Sie sind in TABELLE 6 hervorgehoben und der jeweiligen Implantatnummer zugeordnet.

	Implantat Nr.					
	16	27	38	41	61	94
x- Migration lateral	0,5 mm	0,3 mm	0,0 mm	0,0 mm	0,0 mm	**2,8 mm**
medial	0,0 mm	0,0 mm	0,6 mm	0,2 mm	**2,5 mm**	0,0 mm
y- Migration cranial	**2,3 mm**	**1,7 mm**	**1,9 mm**	0,1 mm	**2,6 mm**	**4,5 mm**
caudal	0,0 mm	0,0 mm	0,0 mm	0,0 mm	0,0 mm	0,0 mm
Inklination postoperativ	62,3 °	64,3 °	54,1 °	38,9 °	38,9 °	57,1 °
Änderung	+ 0,0 °	+ 0,0 °	-0,3 °	**+ 2,7 °**	**-6,3 °**	**+ 12,7 °**
Anteversion postoperativ	5,9 °	20,5 °	18,0 °	18,0 °	3,4 °	9,9 °
Änderung	+ 0,3 °	+ 0,4 °	-0,4 °	+ 0,8 °	-0,9 °	**+ 12,9 °**
Erster postop. Nachweis	8 Mo.	12 Mo.	13 Mo.	2 Mo.	17 Mo.	2 Mo.
Zeitraum Migration	14 Mo.	6 Mo.	13 Mo.	4 Mo.	21 Mo.	10 Mo.
Restabilität	nein	Ja	ja	ja	nein	Nein
Follow- up gesamt	14 Mo.	36 Mo.	25 Mo.	69 Mo.	21 Mo.	10 Mo.

Tab.6: Messergebnisse der migrierten Implantate.
Fettgedruckte Werte zeigen eine signifikante Positionsänderung an.

III. SPEZIELLER TEIL – 3. Ergebnisse

3.3.6 Unterschiedliche Migrationsmuster

(1) Beispiel einer stabilen Pfanne

ABBILDUNG 30 zeigt den Röntgenverlauf und das SIMULGRAF-Wanderungsdiagramm eines männlichen Patienten mit Alpha-Lock-Pfanne links bei Hüftkopfnekrose, versehen mit zwei Spongiosa-Pfahlschrauben der Länge 20 mm und 25 mm.

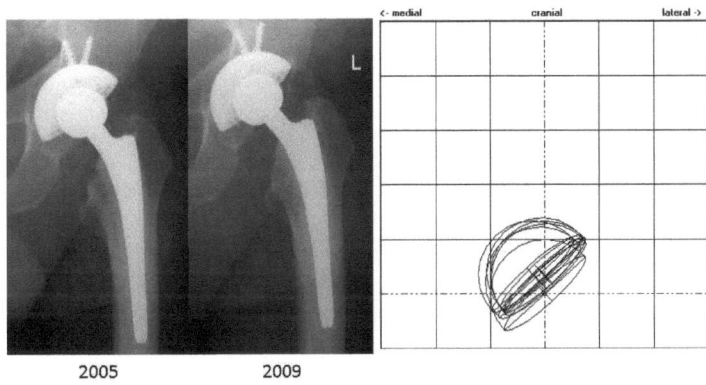

Abb.30: Röntgenverlauf und SIMULGRAF-Wanderungsdiagramm eines stabil verankerten Pfannen- implantats.

Links ein Röntgenbild von 2005, rechts die Verlaufskontrolle von 2009. Der Nachbeobachtungszeitraum betrug 3,5 Jahre (41 Monate). Ein Quadrat im Wanderungsdiagramm entspricht einem Quadratmillimeter. Die Position des Implantates zu den sechs Nachuntersuchungsterminen ist jeweils durch ein „Cup"-Symbol markiert.

Die zugehörige Auswertung als Liniendiagramm (siehe ABBILDUNG 31) zeigt, dass im Beobachtungszeitraum keine signifikante Pfannenmigration > 1 mm in horizontaler und vertikaler Richtung nachweisbar war. Inklination und Anteversion blieben konstant. Ein Inlayverschleiß im Sinne einer Pfannenmigration lag hier nicht vor.

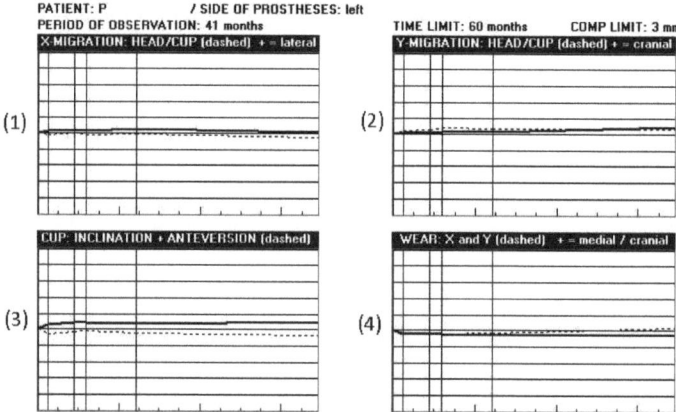

Abb. 31: Liniendiagramme zur Migrationsanalyse eines stabil verankerten Pfannenimplantats. (1) horizontale Migration, (2) vertikale Migration (3) Inklination und Anteversion, (4) Inlayverschleiß. Auf der Abszisse ist die Nachbeobachtungszeit bis 3.5 Jahre postop. aufgetragen. Ein Intervall auf der Ordinate entspricht 1 mm für Migration und Verschleiß, bzw. 1° für Inklinations- und Anteversionswinkel. Der schwarze Graph bezeichnet die Wanderung des Gelenkkopfs, der gestrichelte Graph die Pfannenmigration.

(2) Beispiel einer migrierten und später restabilisierten Pfanne

Die ABBILDUNGEN 32 und 33 zeigen das Beispiel eines früh migrierten und im Verlauf restabilisierten Pfannenimplantates.

Die Alpha-Lock-Pfanne mit zwei Spongiosaschrauben der Länge 25 mm zeigte bereits ein Jahr (12 Monate) nach Implantation bei rechtsseitiger primärer Coxarthrose eine Wanderung von 1,5 mm nach cranial. Danach erreichte die Migration bis drei Jahre (36 Monate) postoperativ ein Plateau von 1,7 mm (siehe TABELLE 6, Kapitel 3.3.5).

Offensichtlich war die Pfannenkomponente primär instabil, konnte aber nach einiger Zeit in den Knochen integriert und damit fest verankert werden. Eine klinische Lockerungssymptomatik lag zu keinem Zeitpunkt vor.

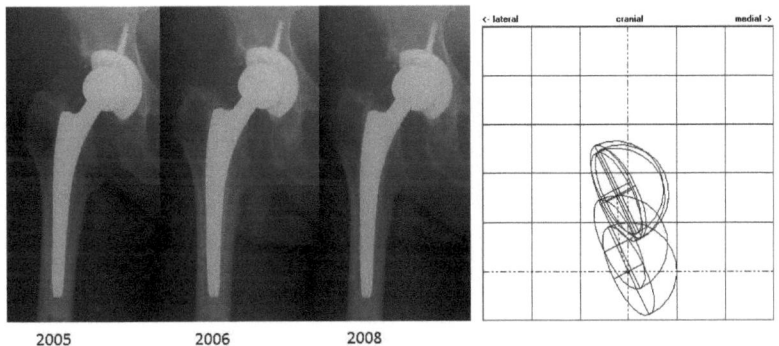

Abb.32: Röntgenverlauf und SIMULGRAF-Wanderungsdiagramm eines früh migrierten und im Verlauf restabilisierten Pfannenimplantats. Ein Quadrat entspricht 1 mm^2 Fläche.

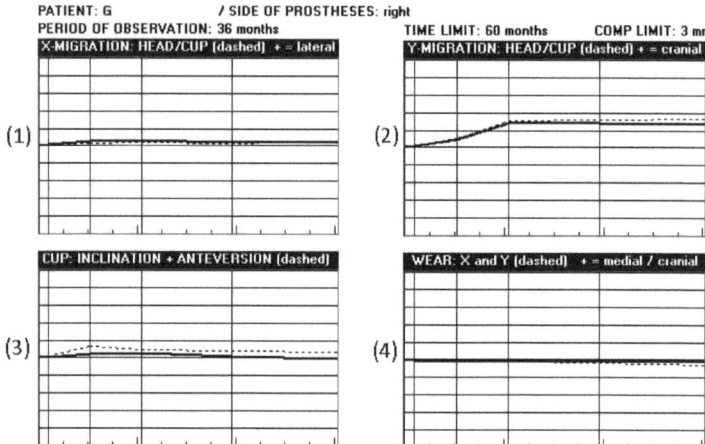

Abb. 33: Liniendiagramme zur Migrationsanalyse eines initial nach cranial migrierten und später restabilisierten Pfannenimplantats.
(1) horizontale Migration, (2) vertikale Migration (3) Inklination und Anteversion, (4) Inlayverschleiß. Auf der Abszisse ist die Nachbeobachtungszeit bis 3,0 Jahre postop. aufgetragen. Ein Intervall auf der Ordinate entspricht 1 mm für Migration und Verschleiß, bzw. 1° für Inklinations- und Anteversionswinkel. Der schwarze Graph bezeichnet die Wanderung des Gelenkkopfs, der gestrichelte Graph die Pfannenmigration.

(3) Beispiel einer progredient migrierten und gelockerten Pfanne

Der Röntgenverlauf und die zugehörige Wanderungssimulation einer über 1,7 Jahre (21 Monate) progrendient migrierten Pfanne sind in ABBILDUNG 34 zu sehen.

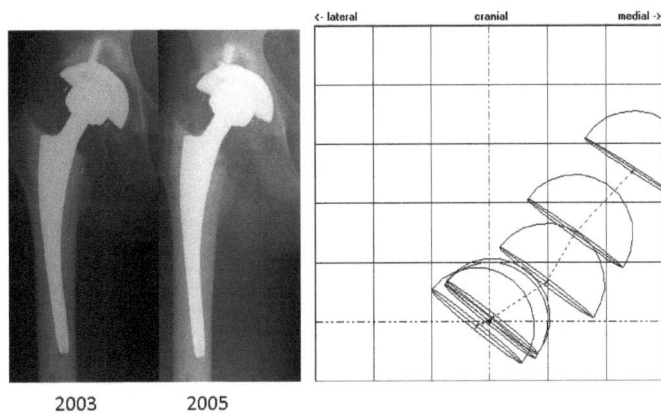

Abb.34: Röntgenverlauf und SIMULGRAF-Wanderungsdiagramm eines progredient migrierten Pfannenimplantats. Ein Quadrat entspricht 1 mm^2 Fläche.

Der männliche Patient erhielt die Hüft-TEP nach Hüftkopfnekrose rechts im Jahre 2003. Die Alpha-Lock®-Press-fit-Pfanne wurde mit zwei Schrauben der Länge 20 mm gesichert und das Knochenlager mit autologer Spongiosa aufgefüllt.
Die erste messbare Migration fand innerhalb der ersten 12 Monate postoperativ statt und begann als Wanderung um 1,0 mm nach cranial. Die Pfanneninklination nahm in dieser Zeit von 38,9° auf 36,5° um 2,4° ab. Innerhalb der nächsten fünf Monate machte sich auch eine horizontale Migration nach medial bemerkbar. Bis zur letzten Nachuntersuchung 2005 migrierte das Pfannenimplantat 2,5 mm nach medial und 2,6 mm nach cranial. Die Pfanneninklination reduzierte sich um 6,3° auf 32,6° (siehe TABELLE 6, Kapitel 3.3.5).

Aufgrund einer zunehmenden schmerzhaften Funktionseinschränkung und einer in der konventionellen Röntgenauswertung eindeutig sichtbaren Implantat- Verschiebung mit zystischer Veränderung des knöchernen Pfannendachs und kontinuierlichem Lysesaum entlang der gesamten Knochen-Implantat-Grenze (siehe Kapitel 3.4) wurde im Anschluss die Indikation zur Revisionsoperation mit Austausch des Pfannenimplantats gestellt und durchgeführt. Intraoperativ bestätigte sich der Verdacht einer aseptischen Lockerung.

Das Migrationsmuster ist in ABBILDUNG 35 als Liniendiagramm nachvollziehbar.

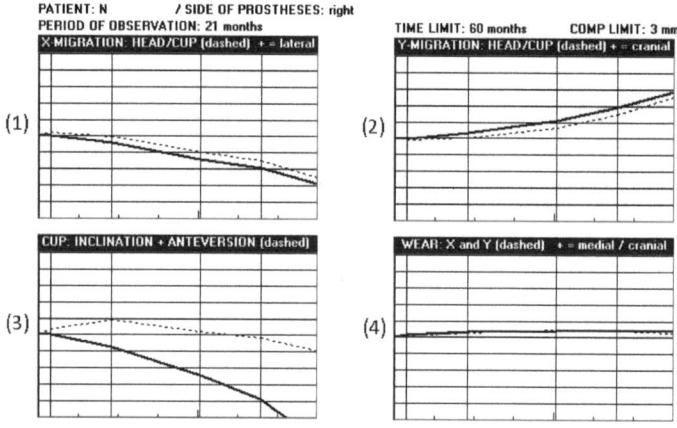

Abb. 35: Liniendiagramme zur Migrationsanalyse eines progredient migrierten Pfannenimplantats. (1) horizontale Migration, (2) vertikale Migration (3) Inklination und Anteversion, (4) Inlayverschleiß. Auf der Abszisse ist die Nachbeobachtungszeit bis 1,7 Jahre postop. aufgetragen. Ein Intervall auf der Ordinate entspricht 1 mm für Migration und Verschleiß, bzw. 1° für Inklinations- und Anteversionswinkel. Der schwarze Graph bezeichnet die Wanderung des Gelenkkopfs, der gestrichelte Graph die Pfannenmigration.

3.4 Aseptische Lockerung

Von den sechs Pfannen (5,6% des Gesamtkollektivs), die in der EBRA-Auswertung eine signifikante Migration zeigten, erfüllten zwei (1,9% des Gesamtkollektivs) die in dieser Studie verwendeten Kriterien einer Implantatlockerung (vgl. Kapitel 2.7). Ein Implantat migrierte innerhalb von acht Monaten um mehr als 3 mm und wies eine Änderung der Pfanneninklination um mehr als 8° auf (vgl. TABELLE 6, Kapitel 3.3.5).

Das andere Implantat wies eine progressive Osteolyse im Os ilium und eine kontinuierliche *radiolucent line* in drei Zonen nach DELEE und CHARNLEY (1976) auf. Es wurde innerhalb der Nachuntersuchungsperiode ausgewechselt, wobei sich der Verdacht der Pfannenlockerung intraoperativ bestätigte. Die zugehörigen Ergebnisse der EBRA- Auswertung lagen mit 2,6 mm cranialer Migration und 6,3° Verlust der Pfanneninklination knapp unterhalb der aufgestellten Grenzwerte.

Von den 101 (94,4%) Implantaten, bei denen mit EBRA keine signifikante Migration detektiert wurde, fanden sich in keinem Fall progressive Osteolysen und keine kontinuierliche *radiolucent line* in zwei oder mehr Zonen nach DELEE und CHARNLEY. Kein Implantat wurde innerhalb des Untersuchungszeitraums aufgrund von aseptischer Lockerung revidiert.

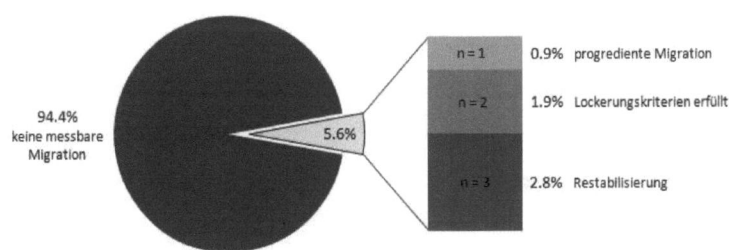

Abb.36: Tortendiagramm zur Verteilung von Migration und Lockerung in der Studienpopulation.

3.5 Inlayverschleiß

Eine Berechnung des Inlayverschleißes mittels EBRA konnte für 106 Implantate (99,1%) durchgeführt werden. In einem Fall (0,9%) waren die Daten nicht auswertbar.

Für 104 Pfannen (97,2%) war kein Polyethylenabrieb oberhalb der Signifikanzgrenze von EBRA nachweisbar. Zwei Inlays (1,9%) zeigten einen deutlichen Verschleiß (siehe ABBILDUNG 37). In einem Fall führte dies nach 4,8 Jahren postoperativ zu einer Revisionsoperation zwecks Inlay-Wechsel (siehe Kapitel 3.1.1).

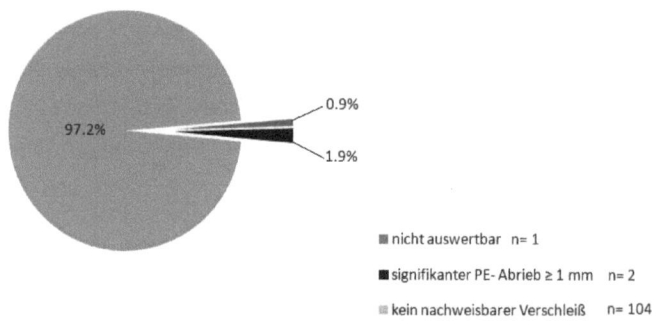

Abb.37: Tortendiagramm zur Verteilung der EBRA- Ergebnisse für den Inlayverschleiß.

Die ABBILDUNGEN 38 und 39 zeigen jeweils die Streuung der EBRA- Messwerte für den Inlayverschleiß in horizontaler bzw. vertikaler Dimension für das Gesamtkollektiv.

Auf der Ordinate ist der Verschleiß in Millimetern angegeben, auf der Abszisse die laufende Implantatnummer. Die einzelnen Messwerte sind im Punktwolkendiagramm als weiße Rauten dargestellt. Signifikante Messwerte ab 1 mm sind als graue Quadrate gekennzeichnet.

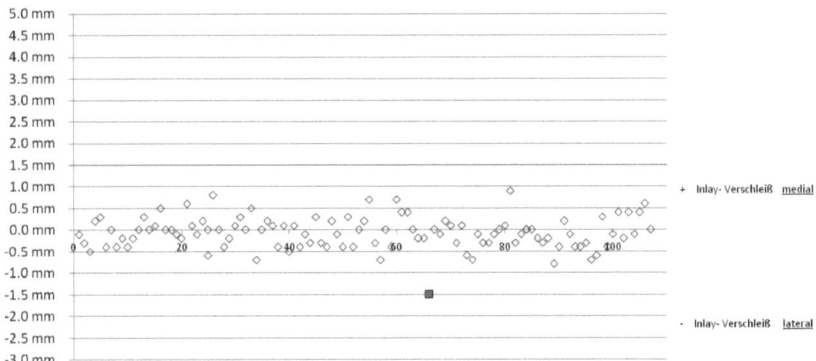

Abb.38: Punktwolkendiagramm- Ergebnisse der EBRA- Messung für den horizontalen Inlayabrieb.

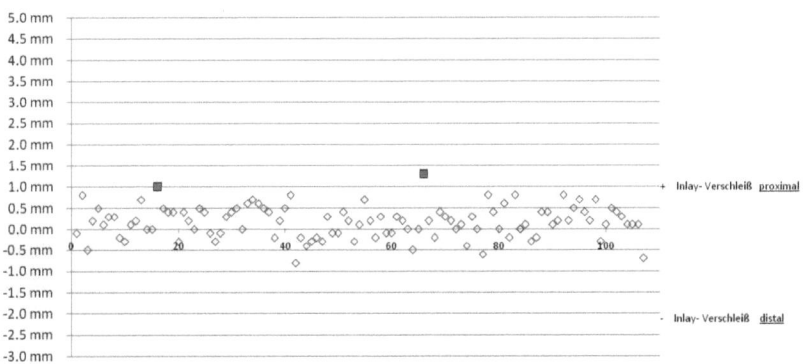

Abb.39: Punktwolkendiagramm- Ergebnisse der EBRA- Messung für den vertikalen Inlayabrieb.

Drei signifikante Messwerte wurden für die Implantate Nr. 16 und 66 registriert. Sie sind in TABELLE 7 aufgeführt.

Implantat Nr.	Verschleiß Inlaybereich				Verschleiß Zeitraum	Revision Inlaywechsel
	Medial	lateral	proximal	distal		
16	0,5 mm	0,0 mm	**1,0 mm**	0,0 mm	14 Mo. post-op.	nein
66	0,0 mm	**1,5 mm**	**1,3 mm**	0,0 mm	47 Mo. post-op.	55 Mo. post-op.

Tab.7: Implantate mit signifikantem Inlayverschleiß.
Berechnungsergebnisse und Zeitraum bis zum Auftreten des messbaren Abriebs. Werte oberhalb der Nachweisgrenze sind fettgedruckt.

Die graphische Aufbereitung der Verschleißanalyse als Liniendiagramm ist auf den folgenden Abbildungen zu sehen. Auf der Abszisse ist in unterschiedlicher Skalierung jeweils die Nachbeobachtungsperiode aufgetragen.
Der Verschleiß von Implantat Nr. 16 (siehe ABBILDUNG 40) wurde bis 14 Monate nach Primäroperation dokumentiert, der Verschleiß Implantat Nr. 66 (siehe ABBILDUNG 41) wurde bis 47 Monate nach Primäroperation verfolgt.
Die Ordinate ist in beiden Fällen gleich skaliert. Ein Intervall bedeutet jeweils einen Abrieb von 1 mm. Der durchgezogene Graph markiert den horizontalen PE-Abrieb. Ausgehend vom Nullpunkt bedeutet ein Anstieg den Abrieb des medialen Inlaybereichs, ein Abfall des lateralen Bereichs. Der gestrichelte Graph markiert den vertikalen Abrieb, hier bedeutet ein Anstieg den Verschleiß im proximalen Inlay.

III. SPEZIELLER TEIL – 3. Ergebnisse

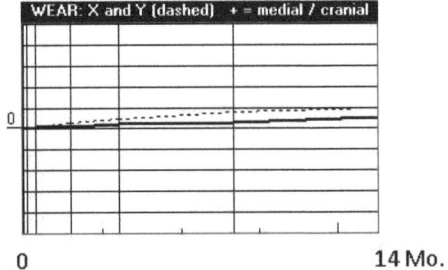

Abb.40: Liniendiagramm zur Inlayverschleißanalyse für Implantat Nr. 16.

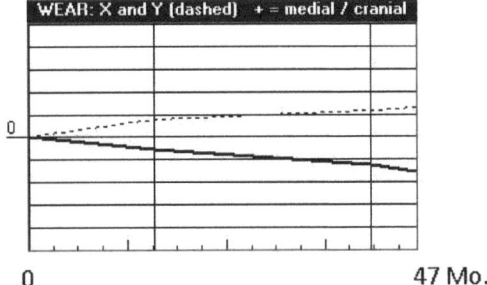

Abb.41: Liniendigramm zur Inlayverschleißanalyse für Implantat Nr. 66.

Der mittlere gemessene Abrieb in der Gruppe ohne nachweisbaren Verschleiß betrug 0,2 ± 0,2 mm (Minimum 0,0 mm, Maximum 0,8 mm) im lateralen Sektor des Inlays und 0,1 ± 0,2 mm (Minimum 0,0 mm, Maximum 0,9 mm) im medialen Inlaysegment. Der mittlere gemessene Verschleiß im Pfannendom (proximal) betrug 0,3 ± 0,2 mm (Minimum 0,0 mm, Maximum 0,8 mm) und im distalen Innenwandbereich 0,1 ± 0,2 mm (Minimum 0,0 mm, Maximum 0,8 mm).

3.6 Statistische Analyse

3.6.1 Merkmale der Patientengruppe mit Migration >1 mm

Sechs Pfannen zeigten in der EBRA-Analyse eine signifikante Migration >1 mm. Das waren 5,6% des Gesamtkollektivs. Die Implantate gehörten zu sechs verschiedenen Patienten mit einem durchschnittlichen Alter von 64,8 ± 24,0 Jahren. Der jüngste Patient war 18,2 Jahre alt, der älteste 85,4 Jahre. Darunter waren vier Frauen und zwei Männer (66,7% vs. 33,3% dieser Patientengruppe). Sie waren im Mittel 2,5 ± 1,8 Jahren (30 ± 22 Monate) für die postoperativen Nachuntersuchungen verfügbar.

Die Migration überschritt die Nachweisgrenze von EBRA im Mittel 0,8 ± 0,5 Jahre (9 ± 6 Monate) nach der Implantation. Bei drei Pfannen (50,0%) verlangsamte sich die Migration danach und sistierte bis 0,9 ± 0,5 Jahre (11 ± 6 Monate) postoperativ. Die drei anderen Pfannen zeigten dagegen ein progredientes Migrationsverhalten, das in zwei Fällen die Kriterien einer aseptischen Lockerung erfüllte. Der dritte Patient verstarb leider, sodass ein weiteres Migrationsmonitoring und die definitive Diagnosestellung einer Lockerung bzw. Restabilisierung nicht möglich waren.

In der konventionellen Röntgenbildauswertung zeigte ein Implantat (16,7% der Gruppe) *radiolucent lines* und eine zystische Veränderung des Pfannendachs, woraufhin auch die Lockerungsdiagnose gestellt wurde (vgl. Kapitel 3.4). Die übrigen Implantate der Gruppe zeigten keine RLL bzw. implantatassoziierten Zysten.

(1) Pfannenimplantat und Stabilisierungsschrauben

Es handelte sich um fünf Primärimplantationen aufgrund der Indikationen primäre Coxarthrose (n= 1), Hüftkopfnekrose (n= 1), Dysplasiecoxarthrose (n= 2) und Oberschenkelhalsfraktur (n= 1), sowie einen Pfannenwechsel bei aseptischer

III. SPEZIELLER TEIL – 3. Ergebnisse – 3.6 Statistische Analyse

Lockerung (n= 1) einer zementierten Modularpfanne 12,0 Jahre nach Implantation.

Vier Pfannenkomponenten waren auf der rechten Seite, zwei auf der linken Seite implantiert worden, mit einem mittleren Inklinationswinkel von 52,6 ± 11,2° (Minimum 38,9°, Maximum 64,3°) und einem mittleren Anteversionswinkel von 12,6 ± 7,2° (Minimum 3,4°, Maximum 20,5°).
In allen Fällen handelte es sich um Pfannen vom Fabrikat Alpha-Lock-Plus in den Größen 50 mm – n= 3; 52 mm – n= 2; 64 mm – n= 1. Der mittlere Durchmesser lag bei 54 mm.
Die Größen der dazu verwendeten Femurkopfprothesen verteilten sich wie folgt: 28 mm – n= 1; 32 mm – n= 5. Der Mittelwert lag bei Größe 32.

Eine Augmentation des knöchernen Pfannenlagers mit autologer Spongiosa war in fünf Fällen (83,3%) erfolgt, wobei das Material dafür in drei Fällen (50,0%) aus dem resezierten Schenkelhals, in zwei Fällen (33,3%) aus Fräsmehl, welches beim Ausfräsen des Acetabulums gewonnenen wurde.
Durchschnittlich 2,5 ± 1,2 Stabilisierungsschrauben (Minimum 1 Schraube, Maximum 4 Schrauben) waren pro Pfanne im Einsatz. Insgesamt wurden 15 Schrauben bei dieser Patientengruppe implantiert, die mittlere Länge betrug 25 mm.
ABBILDUNG 42 zeigt die Verteilung der Schraubensätze pro Implantat in dieser Gruppe.

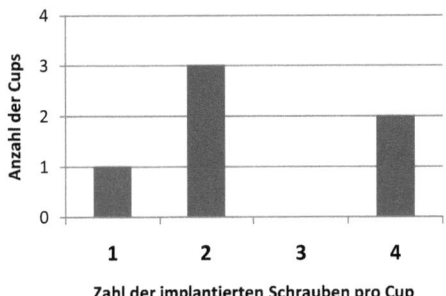

Abb:42:
Schraubenanzahl pro Implantat im Kollektiv mit Migration.

Die Verteilungshäufigkeit der einzelnen Schraubengrößen für diese Gruppe ist in ABBILDUNG 43 festgehalten.

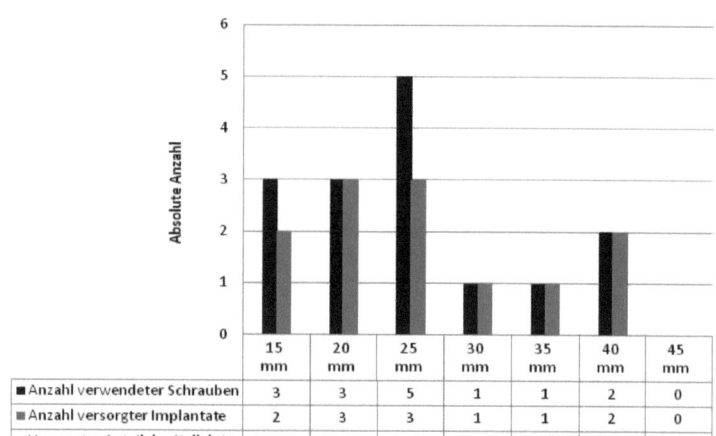

Abb.43: Verteilung der Schraubengrößen auf die Implantate mit Migration.

(2) Risikofaktoren

Die untersuchten Risikofaktoren für die Entwicklung einer aseptischen Pfannen-Lockerung verteilten sich in der Gruppe der Patienten mit einer nachweislichen Migration >1 mm wie folgt: Keine Risikofaktoren – n= 2; ein Risikofaktor – n= 2; zwei Risikofaktoren – n= 2.
Die mittlere Anzahl dokumentierter Risikofaktoren pro Patient lag bei 1,0 ± 0,9.

Die Patienten, bei denen die Pfannenkomponente als definitiv gelockert qualifiziert wurde, hatten beide ein Profil mit zwei Risikofaktoren: Die präoperative Diagnose (Dysplasiecoxarthrose und Hüftkopfnekrose) und Adipsositas mit BMI >30 bzw. Alter zum Operationszeitpunkt jünger als 50 Jahre.

Die Verteilung der einzelnen registrierten Risikofaktoren für die gesamte Patientengruppe ist in ABBILDUNG 44 wiedergegeben, sortiert nach ihrer Häufigkeit.

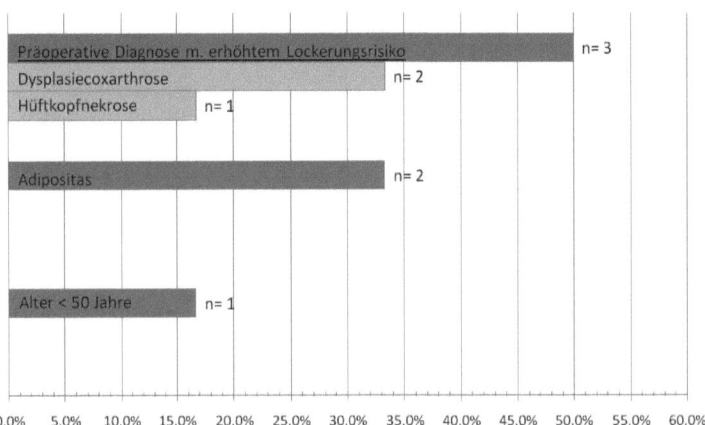

Abb.44: Risikofaktorenverteilung in der Gruppe der Patienten mit Migration.

Eine präoperative Diagnose mit erhöhtem Risiko für die Entwicklung einer aseptischen Lockerung lag bei insgesamt drei Patienten (50,0%) vor. Dies waren Dysplasiecoxarthrose (n= 2) und Hüftkopfnekrose (n= 1).
Zwei Patienten (33,3%) waren mit einen BMI >30 adipös. Ein Patient (16,7%) war jünger als 50 Jahre.

Die übrigen Risikofaktoren waren in dieser Patientengruppe nicht ausgeprägt.

3.6.2 Vergleich der Patientengruppen mit vs. ohne Migration

101 Pfannenkomponenten sind nach den Ergebnissen der Einzelbild-Röntgen-Analyse sowie der konventionellen Röntgenauswertung im gesamten Nachuntersuchungszeitraum stabil verankert gewesen. Das waren 94,4% des Gesamtkollektivs. Das durchschnittliche Alter der Patienten betrug 63,3 ± 15,3 Jahre. Der jüngste Patient war zum Operationszeitpunkt 20,0 Jahre alt, der älteste 89,1 Jahre.

Es handelte sich um 62 Frauen und 34 Männer (61,4% vs. 33,7% dieser Patientengruppe). Fünf Patienten wurden (5,0%) beidseitig versorgt.

Die Länge des postoperativen Nachuntersuchungszeitraumes war im Mittel 2,6 ± 1,7 Jahre (32 ± 21 Monate).

Fünf Pfannenkomponenten (5%) zeigten *radiolucent lines* in definierten Abschnitten der Knochenimplantatgrenze. 23 Implantate (22,8%) zeigten zystische Veränderungen des Pfannendachs.

(1) Pfannenimplantat und Stabilisierungsschrauben

Bei den als stabil erachteten Implantaten handelte es sich um 98 Primärimplantationen und 3 Pfannenwechsel. Die exakte Verteilung der einzelnen OP-Indikationen ist in TABELLE 8 aufgeführt und der Verteilung im Kollektiv der Patienten mit nachweislicher Pfannenmigration gegenübergestellt. 51 Implantate waren auf der rechten Seite, 50 Pfannen auf der linken Seite implantiert worden. Der mittlere Inklinationswinkel der stabil verankerten Pfannen betrug 39,2 ± 7,3° (Minimum 7,3°, Maximum 61,5°). Der mittlere Anteversionswinkel betrug 16,7 ± 5,6° (Minimum 4,0°, Maximum 31,5°).

Im Einsatz waren 68 Alpha-Lock- und 33 Duraloc-Pfannen in den Größen 46 bis 62 mm. Der mittlere verwendete Durchmesser lag bei 54 mm. Die mittlere Größe der korrespondierenden Femurkopfprothesen betrug 32 mm. Die genaue Verteilung der Einzelgrößen ist in TABELLE 9 aufgeführt.

Eine Spongiosaplastik erhielten insgesamt 60 (59,4%) der Patienten, in 44 (43,6%) Fällen mit Knochen aus dem resezierten Oberschenkelhals und in 16 (15,8%) Fällen mit knöchernem Fräsmehl.

	Patientengruppe			
	Migration > 1 mm		Migration < 1 mm	
	Anzahl	Anteil ihrer Gruppe	Anzahl	Anteil ihrer Gruppe
Gesamt	6	100%	101	100%
Frauen	4	66,7%	64	63,4%
Männer	2	33,3%	37	36,6%
Operation				
Primär	5	83,3%	98	97,0%
Sekundär	1	16,7%	3	3,0%
Indikation				
Primäre Coxarthrose	1	16,7%	48	47,5%
Hüftkopfnekrose	1	16,7%	21	20,8%
Dysplasiecoxarthrose	2	33,3%	14	13,9%
Sonstige	0	0,0%	9	8,9%
Pfannenwechsel	1	16,7%	3	3,0%
Oberschenkelhalsfraktur	1	16,7%	3	3,0%
Protrusionscoxarthrose	0	0,0%	3	3,0%
OP- Seite				
Rechts	4	66,7%	51	50,5%
Links	2	33,3%	50	49,5%

Tab.8: Verteilung von Geschlecht und Operationsindikationen - getrennt nach Migrationsverhalten.

	Patientengruppe			
	Migration > 1 mm		Migration < 1 mm	
	Anzahl	Anteil ihrer Gruppe	Anzahl	Anteil ihrer Gruppe
Pfanne				
Fabrikat				
Alpha- Lock	6	100,0%	68	67,3%
Duraloc	0	0,0%	33	32,7%
Größe [mm]				
46	0	0,0%	2	2,0%
48	0	0,0%	8	7,9%
50	3	50,0%	12	11,9%
52	2	33,3%	24	23,8%
54	0	0,0%	31	30,7%
56	0	0,0%	10	9,9%
58	0	0,0%	8	7,9%
60	0	0,0%	4	4,0%
62	0	0,0%	2	2,0%
64	1	16,7%	0	0,0%
Femurkopfprothese				
Größe [mm]				
22	0	0,0%	2	2,0%
28	1	16,7%	25	24,8%
32	5	83,3%	75	74,3%
Spongiosaplastik	5	83,3%	60	59,4%
aus reseziertem SH	3	50,0%	44	43,6%
aus Fräskopf	2	33,3%	16	15,8%
Keine	1	16,7%	41	40,6%

Tab.9: Verteilung der Pfannen- und Femurkopfgrößen und durchgeführten Pfannengrundplastiken.

Die stabil verankerten Pfannen waren durchschnittlich mit 2,0 ± 0,3 Spongiosaschrauben (Minimum 1 Schraube, Maximum 3 Schrauben) gesichert. Die mittlere Schraubenlänge betrug 30 mm. Die Verteilung der Schraubensätze pro Pfanne ist in ABBILDUNG 45 wiedergegeben, a) in absoluten Zahlen und b) als prozentualer Anteil der gesamten stabilen Gruppe im Vergleich zur migrierten Gruppe.

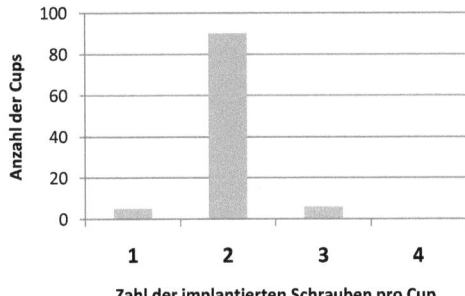

Abb.45 (a): Schraubenanzahl pro Pfanne in der Gruppe ohne Migration.

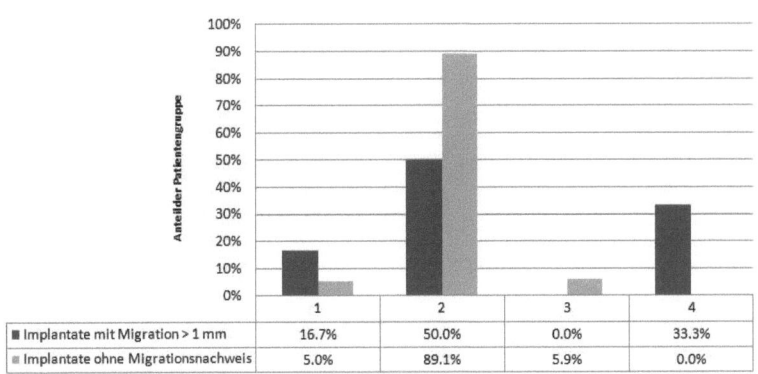

Abb.45 (b): Schraubenanzahl pro Pfanne- Patientengruppen im Vergleich.

ABBILDUNG 46 stellt die Verwendungshäufigkeit der unterschiedlichen Schrauben-längen dar, a) im Kollektiv der stabil verankerten Pfannen und b) im Vergleich zum Kollektiv der migrierten.

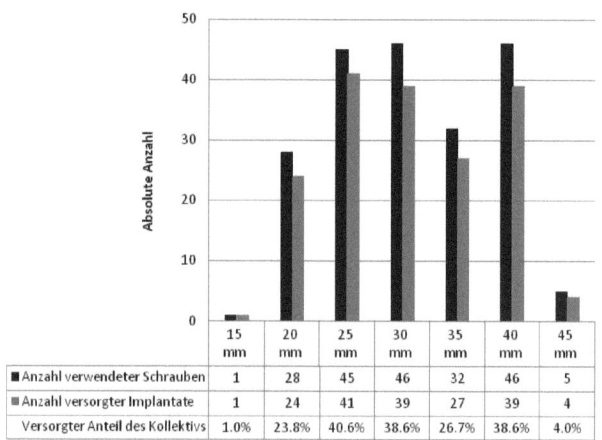

Abb.46 (a): Verwendungshäufigkeit der Schraubengrößen in der Gruppe ohne Migration.

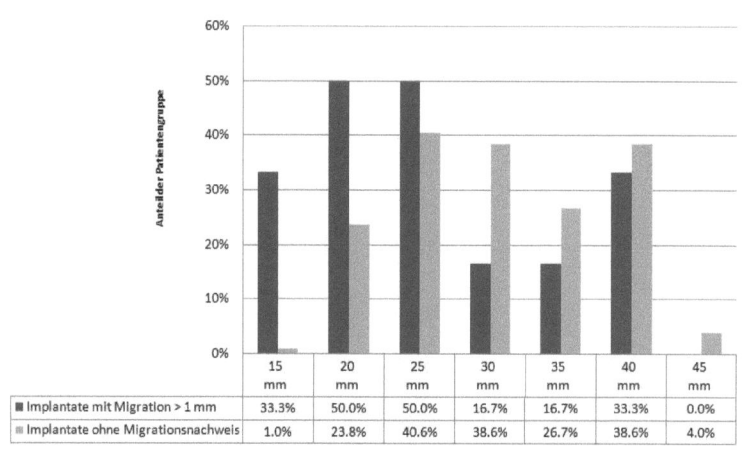

Abb.46 (b): Verwendungshäufigkeit der Schraubengrößen- Patientengruppen im Vergleich.

(2) Risikofaktoren

Die Verteilung der Risikofaktoren in der Gruppe der stabil verankerten Pfannenkomponenten lag nahe an der Verteilung im Gesamtkollektiv. Die durchschnittliche Anzahl lag bei 1,7 ± 1,3 dokumentierten Faktoren pro Patient (Minimum 0 Faktoren, Maximum 5 Faktoren). Am häufigsten lag eine Operationsindikation mit erhöhtem Risiko für eine Lockerung vor, gefolgt von den Einflussfaktoren Adipositas (26,7%), regelmäßige sportliche Belastung (21,8%), Alter < 50 Jahre (18,8%), Nikotinabusus (16,8%), Osteoporose (13,9%), Steroid-/ Cumarinmedikation (je 9,9%), Alkoholabusus (5,0%) und Immobilität (3,0%). Die absolute und prozentuale Verteilung der Risikofaktoren für beide Patientengruppen im Vergleich ist TABELLE 10 zu entnehmen.

	Patientengruppe			
	Migration > 1 mm		Migration < 1 mm	
	Anzahl	Anteil ihrer Gruppe	Anzahl	Anteil ihrer Gruppe
Risikofaktoren				
OP- Indikation	3	50,0%	35	34,7%
Hüftkopfnekrose	1	16,7%	21	20,8%
Dysplasiecoxarthrose	2	33,3%	14	13,9%
Protrusionscoxarthrose	0	0,0%	3	3,0%
Acetabulumsfraktur	0	0,0%	1	1,0%
Alkohol	0	0,0%	5	5,0%
Nikotin	0	0,0%	17	16,8%
Steroide	0	0,0%	10	9,9%
Cumarine	0	0,0%	10	9,9%
Osteoporose	0	0,0%	14	13,9%
Immobilität	0	0,0%	3	3,0%
sportl. aktiv	0	0,0%	22	21,8%
Rheumatoide Arthritis	0	0,0%	3	3,0%
Alter < 50 Jahren	1	16,7%	19	18,8%
Adipositas	2	33,3%	27	26,7%

Tab.10: Verteilung der Risikofaktoren in den Patientenkollektiven mit vs. ohne Migration.

3.6.3 Korrelationsberechnungen

Die Ergebnisse der Korrelationsberechnungen sind in den TABELLEN 11 bis 16 dargestellt.

Die Stichprobenergebnisse folgender Patientengruppen wurden dafür auf signifikante Unterschiede hin miteinander verglichen:

- Pfannenmigration >1 mm (n= 6) vs. stabile Pfannenverankerung (keine Migration) (n= 101)
- Nachweis implantatassoziierter Osteolysen (RLL und/oder Pfannendachzysten) (n= 29) vs. keine radiologischen Veränderungen (n= 78)
- Nachweis von RLL in mindestens einer Zone nach DELEE und CHARNLEY (n= 6) vs. keine RLL (n= 101)
- Nachweis von schraubenadhärenten Knochenzysten (n= 22) vs. keine zystischen Veränderungen mit Schraubenkontakt (n= 79)
- Frauen (n= 68) vs. Männer (n= 39).

(1) Anzahl und Länge der Stabilisierungsschrauben

Erwartungsgemäß fand sich keine Korrelation zwischen der Anzahl der pro Pfanne implantierten Stabilisierungsschrauben und der messbaren Migration > 1 mm ($p= 0,373$), sowie Entwicklung ($p= 0,617$) und Art der implantatassoziierten Osteolyseherde ($p= 0,885$ für das Auftreten von RLL; $p= 0,883$ für Pfannendachzysten).

Bei der Wahl der Schraubenlänge war dagegen ein signifikanter Unterschied ($p= 0,017$) zwischen migrierten und stabilen Pfannenkomponenten feststellbar. Danach waren die stabilen Pfannen mit Schrauben gesichert, die im Mittel eine Schraubengröße länger waren als die Stabilisierungsschrauben der migrierten Pfannen (30 mm vs. 25 mm).

Unabhängig von der Schraubenlänge war sowohl die Manifestation fokaler Osteolysen im Allgemeinen (p= 0,279), als auch die Entwicklung von RLL (p= 0,206) und speziell schraubenadhärenten Zysten (p= 0,808) im Besonderen. Unterschiede zwischen den Geschlechtern bei Anzahl (p= 0,116) und Länge (p= 0,426) der Schrauben ließen sich nicht feststellen. Die mittlere Anzahl betrug 2,1 ± 0,5 Schrauben pro Pfanne bei den Männern und 2,0 ± 0,4 Schrauben bei den Frauen, die mittlere Länge für beide war 30 mm.

	Schrauben	
	Anzahl	Länge [mm]
Kollektiv Migration > 1 mm		
Durchschnitt	2,5	25,0
SD	1,2	8,2
Minimum	1	15
Maximum	4	40
Kollektiv Migration < 1 mm		
Durchschnitt	2,0	30,9
SD	0,3	7,2
Minimum	1	15
Maximum	3	45
t- Test p=	0,373	**0,017**

Tab.11 (a): migrierte vs. stabile Pfannen.

	Schrauben	
	Anzahl	Länge [mm]
Kollektiv MIT Osteolyse		
Durchschnitt	2,1	30,5
SD	0,4	6,9
Minimum	1	20,0
Maximum	3	45,0
Kollektiv OHNE Osteolyse		
Durchschnitt	2,0	30,4
SD	0,5	7,6
Minimum	1,0	15,0
Maximum	4,0	45,0
t- Test p=	0,617	0,279

Tab.11 (b): mit vs. ohne Osteolysen.

	Schrauben	
	Anzahl	Länge [mm]
Kollektiv MIT **RLL**		
Durchschnitt	2,0	27,1
SD	1	9,2
Minimum	1	15,0
Maximum	3	40,0
Kollektiv OHNE **RLL**		
Durchschnitt	2,0	30,7
SD	0	7,3
Minimum	1	15,0
Maximum	4	45,0
t- Test p=	0,885	0,206

Tab.11 (c): mit vs. ohne RLL.

	Schrauben	
	Anzahl	Länge [mm]
Kollektiv MIT Zyste		
Durchschnitt	2,0	30,2
SD	0	7,2
Minimum	2	20,0
Maximum	3	45,0
Kollektiv OHNE Zyste		
Durchschnitt	2,0	30,5
SD	0	7,5
Minimum	1	15,0
Maximum	4	45,0
t- Test p=	0,883	0,808

Tab. 11 (d): mit vs. ohne schraubenadhärente Zyste.

	Schrauben	
	Anzahl	Länge [mm]
MÄNNER		
Durchschnitt	2,1	30
SD	0,5	7,7
Minimum	1	15
Maximum	4	45
FRAUEN		
Durchschnitt	2,0	31
SD	0,4	7,3
Minimum	1	15
Maximum	4	45
t- Test p=	0,116	0,426

Tab.11 (e): Männer vs. Frauen.

Tab.11 (a-e): t- Test- Vergleich der mittleren Schraubenanzahl und -länge.

(2) Pfanne und Femurkopfprothese

Signifikante Unterschiede bei der Größenwahl der Pfannenkomponente und der zugehörigen Femurkopfprothese waren zwischen den Geschlechtern auffällig. Frauen erhielten Pfannen, die im Schnitt zwei Größen kleiner waren, als die bei Männern implantierten ($p < 0{,}00002$; mittlere verwendete Größe 52 vs. 56 mm). Die korrespondierenden künstlichen Kugelköpfe fielen entsprechend auch im Mittel eine verfügbare Größe kleiner aus ($p = 0{,}03$; Mittelwert 28 vs. 32 mm).
Ein Zusammenhang zwischen den Prothesengrößen und dem Auftauchen von Osteolysen bzw. einer messbaren Implantatmigration ging nicht hervor.
Die Subanalysen der postoperativen Pfannenausrichtung ergaben für die später migrierten Implantate einen signifikant höheren Inklinationswinkel ($p = 0{,}033$) mit einem Mittelwert von 52,6° gegenüber 39,2° der im Verlauf stabil gebliebenen Implantate. Statistisch relevante Unterschiede der Anteversion bestanden nicht. Lediglich zwischen Männern und Frauen war ein geringer Unterschied (14,8° vs. 17,4°) des mittleren postoperativen Anteversionswinkels feststellbar ($p = 0{,}024$).

	Pfanne			Femurkopf
	Inklination [°]	Anteversion [°]	Größe [mm]	Größe [mm]
Kollektiv Migration > 1 mm				
Durchschnitt	52,6	12,6	53,0	31,3
SD	11,2	7,2	5,5	1,6
Minimum	38,9	3,4	50	28
Maximum	64,3	20,5	64	32
Kollektiv Migration < 1 mm				
Durchschnitt	39,2	16,7	53,3	30,8
SD	7,3	5,6	3,3	2,1
Minimum	22,7	4,0	46	22
Maximum	61,5	31,5	62	32
t- Test p=	**0,033**	0,230	0,890	0,507

Tab.12 (a): migrierte vs. stabile Pfannen.

III. SPEZIELLER TEIL – 3. Ergebnisse

	Pfanne			Femurkopf
	Inklination [°]	Anteversion [°]	Größe [mm]	Größe [mm]
Kollektiv MIT Osteolyse				
Durchschnitt	40,3	16,6	53,2	30,9
SD	6,9	5,7	2,9	1,8
Minimum	27,5	3,4	48	28
Maximum	52,4	24,4	60	32
Kollektiv OHNE Osteolyse				
Durchschnitt	39,9	16,4	53,3	30,9
SD	8,6	5,8	3,6	2,2
Minimum	22,7	4,9	46	22
Maximum	64,3	31,5	64	32
t- Test p=	0,800	0,883	0,893	0,926

Tab.12 (b): mit vs. ohne Osteolyse allgemein.

	Pfanne			Femurkopf
	Inklination [°]	Anteversion [°]	Größe [mm]	Größe [mm]
Kollektiv MIT RLL				
Durchschnitt	35,9	11,9	54,3	31,3
SD	4,5	6,9	3,2	1,6
Minimum	30,1	3,4	50	28
Maximum	42,6	21,2	58	32
Kollektiv OHNE RLL				
Durchschnitt	40,2	16,7	53,2	30,8
SD	8,3	5,6	3,5	2,1
Minimum	22,7	4,0	46	22
Maximum	64,3	31,5	64	32
t- Test p=	0,071	0,151	0,454	0,507

Tab.12 (c): mit vs. ohne RLL.

	Pfanne			Femurkopf
	Inklination [°]	Anteversion [°]	Größe [mm]	Größe [mm]
Kollektiv MIT Zyste				
Durchschnitt	41,6	16,9	53	31
SD	7,1	5,7	3	2
Minimum	27,5	3,4	48	28
Maximum	52,4	24,4	60	32
Kollektiv OHNE Zyste				
Durchschnitt	39,6	16,3	53	31
SD	8,4	5,8	4	2
Minimum	22,7	4,4	46	22
Maximum	64,3	31,5	64	32
t- Test p=	0,255	0,685	0,478	0,708

Tab.12 (d): mit vs. ohne schraubenadhärente Zyste.

	Pfanne			Femurkopf
	Inklination [°]	Anteversion [°]	Größe [mm]	Größe [mm]
MÄNNER				
Durchschnitt	38,8	14,8	55,2	31,4
SD	8,1	5,8	3,5	1,5
Minimum	22,7	3,4	48	28
Maximum	62,3	26,8	64	32
FRAUEN				
Durchschnitt	40,7	17,4	52,2	30,6
SD	8,1	5,5	2,9	2
Minimum	25,7	6,7	46	22
Maximum	64,3	31,5	60	32
t- Test p=	0,240	0,024	1,96E-05	0,03

Tab.12 (e): Männer vs. Frauen.

Tab.12 (a-e): t- Test- Vergleich der mittleren Pfanneninklination, -anteversion, -größe und Femurkopfgröße.

(3) Personenbezogene Faktoren

Eine statistisch aussagekräftige Häufung von Risikofaktoren für eine aseptische Lockerung gegenüber dem jeweiligen symptomlosen Vergleichskollektiv fand sich weder im Kollektiv der nachweislich migrierten Pfannenimplantate, noch bei solchen mit assoziierten Osteolyseherden.

Auch hinsichtlich der Einzelfaktoren Alter, Größe, Körpergewicht und BMI waren keine relevanten Unterschiede zwischen den Gruppen feststellbar.

Ein gering erhöhtes Risikoprofil (p= 0,04) wiesen Männer gegenüber Frauen mit 2,0 vs. 1,5 Faktoren pro Person auf.

Bei den Einzelfaktoren war erwartungsgemäß ein Unterschied in Körpergröße (p< 0,00001) und Gewicht (p= 0,03) zu Gunsten der Männer feststellbar. Der aus diesen Größen errechnete Body Mass Index lag für beide Geschlechter ohne signifikante Abweichung im präadipösen Bereich (25–30). Von den 29 Patienten mit einer manifesten Adipositas (BMI> 30) waren 20 (69,0%) Frauen und 9 (23,1%) Männer.

Zu vermerken ist außerdem das mittlere Alter bei Operation: Männer waren mit 58,3 ± 17,9 Jahren signifikant jünger als die Frauen mit einem Durchschnittsalter von 66,4 ± 13,7 Jahren. Darüber hinaus wurden im Kollektiv der Männer insgesamt auch signifikant mehr implantatassoziierte Osteolysen diagnostiziert (p= 0,018). Während zystische Veränderungen in beiden Geschlechtern gleich häufig waren (12 Männer vs. 12 Frauen), waren fünf von insgesamt sechs Patienten mit *radiolucent lines* Männer.

Ein Einfluss auf die Pfannenmigration ließ sich daraus jedoch nicht ableiten. Weder stand die einfache Manifestation periprothetischer Osteolysen in Zusammenhang mit der Migration (p= 0,874), noch unterschied sich die Migration der beiden Geschlechtergruppen deutlich von einander: Die p-Werte für den Vergleich der Migration in lateraler, medialer und cranialer Richtung, und die Änderung der Inklinations- und Anteversionswinkel lagen allesamt >0,1.

Eine weitere Auswertung bezogen auf die Korrelation zwischen Migration und Zonenausdehnung der Herde wurde wegen zu kleiner Fallzahlen (vgl. Kapitel 3.2) nicht vorgenommen.

	Risikofaktoren				
	Anzahl pro Patient	Körpergröße [m]	Gewicht [kg]	BMI [kg/m2]	Alter bei OP [Jahre]
Kollektiv Migration > 1 mm					
Durchschnitt	1,0	1,62	76,8	29,7	64,8
SD	0,9	0,1	20,4	9,4	24,0
Minimum	0	1,50	53,0	19,2	18,2
Maximum	2	1,66	103,0	42,2	85,4
Kollektiv Migration < 1 mm					
Durchschnitt	1,7	1,68	76,9	27,2	63,3
SD	1,3	0,1	18,0	5,7	15,3
Minimum	0	1,44	44,0	16,9	20,0
Maximum	5	1,96	150,0	46,9	89,1
t- Test p=	0,11	0,06	1,00	0,54	0,89

Tab.13 (a): migrierte vs. stabile Pfannen.

	Risikofaktoren				
	Anzahl pro Patient	Körpergröße [m]	Gewicht [kg]	BMI [kg/m2]	Alter bei OP [Jahre]
Kollektiv MIT Osteolyse					
Durchschnitt	1,7	1,70 m	82 kg	28,4	59,4 Jahre
SD	1,3	0,08 m	18 kg	6,7	17,4 Jahre
Minimum	0,0	1,52 m	44 kg	17,8	18,2 Jahre
Maximum	4,0	1,86 m	120 kg	46,9	81,8 Jahre
Kollektiv OHNE Osteolyse					
Durchschnitt	1,7	1,67 m	75 kg	27,0	64,9 Jahre
SD	1,3	0,10 m	18 kg	5,7	14,9 Jahre
Minimum	0,0	1,44 m	47 kg	16,9	20,0 Jahre
Maximum	5,0	1,96 m	150 kg	44,4	89,1 Jahre
t- Test p=	0,80	0,09	0,10	0,31	0,13

Tab.13 (b): mit vs. ohne Osteolysen allgemein.

III. SPEZIELLER TEIL – 3. Ergebnisse

	Risikofaktoren				
	Anzahl pro Patient	Körpergröße [m]	Gewicht [kg]	BMI [kg/m2]	Alter bei OP [Jahre]
MÄNNER					
Durchschnitt	2,0	1,76	82,2	26,3	58,3
SD	1,4	0,1	21,5	5,8	17,9
Minimum	0	1,52	44,0	16,9	18,2
Maximum	5	1,96	150,0	42,5	89,1
FRAUEN					
Durchschnitt	1,5	1,63	73,8	27,9	66,4
SD	1,2	0,1	15,1	6,0	13,7
Minimum	0	1,44	47,0	18,1	22,9
Maximum	4	1,74	120,0	46,9	88,3
t- Test p=	0,04	2,0397E-11	0,03	0,18	0,02

Tab.13 (c): Männer vs. Frauen.

Tab.13 (a-c): T- Test- Vergleich der mittleren Risikofaktorenanzahl, Größe, Gewicht, BMI und Alter bei OP.

	Migration					
	x- Migration [mm]		y- Migration [mm]		Änderung [°]	
	lateral	medial	cranial	caudal	Inklination	Anteversion
MÄNNER						
Durchschnitt	0,0	0,1	0,1	0,0	-0,2	0,0
SD	0,0	0,4	0,5	0,0	1,0	0,0
Minimum	0,0	0,0	0,0	0,0	-6,3	0,0
Maximum	0,0	2,5	2,6	0,0	0,0	0,0
FRAUEN						
Durchschnitt	0,1	0,0	0,1	0,0	0,2	0,2
SD	0,4	0,0	0,6	0,0	1,6	1,6
Minimum	0,0	0,0	0,0	0,0	0,0	0,0
Maximum	2,8	0,0	4,5	0,0	12,7	12,9
t- Test p=	0,17	0,32	0,96	-	0,12	0,32

Tab.14: T- Test- Vergleich der messbaren Migration zwischen Männern und Frauen.

	Fokale Osteolysen Anzahl pro Implantat
Kollektiv Migration > 1 mm	
Durchschnitt	0,3
SD	0,8
Minimum	0
Maximum	2
Kollektiv Migration < 1 mm	
Durchschnitt	0,3
SD	0,4
Minimum	0
Maximum	1
t- Test p=	0,874

Tab.15 (a): migrierte vs. stabile Pfannen.

	Fokale Osteolysen Anzahl pro Implantat
MÄNNER	
Durchschnitt	0,4
SD	0,6
Minimum	0
Maximum	2
FRAUEN	
Durchschnitt	0,2
SD	0,4
Minimum	0
Maximum	1
t- Test p=	**0,018**

Tab.15(b): Männer vs. Frauen.

Tab.15 (a-b): T- Test- Vergleich der mittleren Anzahl implantatassoziierter Osteolyseherde pro Implantat.

(5) Inlayverschleiß

Ein frühzeitiger Inlayverschleiß wurde bei zwei Patienten beobachtet. Es waren keine statistisch signifikanten Korrelationen zwischen Verschleiß und Pfannenmigration, Nachweis von Osteolysen bzw. dem Patientengeschlecht feststellbar.

Die Inklinationswinkel der beiden Pfannen mit Inlayverschleiß lagen mit 62,3° und 50,5° deutlich über dem Durchschnitt des Gesamtkollektivs (40,0°) und dem Durchschnitt der Gruppe ohne messbaren Verschleiß (39,7°).

Ein Korrelationstest wurde wegen zu großer Differenz der Stichprobenumfänge (n= 2 vs. n= 104; vgl. Kapitel 3.5) nicht durchgeführt.

	Inlay- Verschleiß			
	x- Verschleiß [mm]		y- Verschleiß [mm]	
	lateral	medial	proximal	distal
Kollektiv Migration > 1 mm				
Durchschnitt	0,0 mm	0,0 mm	0,2 mm	0,0 mm
SD	0,0 mm	0,0 mm	0,4 mm	0,0 mm
Minimum	0,0 mm	0,0 mm	0,0 mm	0,0 mm
Maximum	0,0 mm	0,0 mm	1,0 mm	0,0 mm
Kollektiv Migration < 1 mm				
Durchschnitt	0,0 mm	0,0 mm	0,0 mm	0,0 mm
SD	0,1 mm	0,0 mm	0,1 mm	0,0 mm
Minimum	0,0 mm	0,0 mm	0,0 mm	0,0 mm
Maximum	1,5 mm	0,0 mm	1,3 mm	0,0 mm
t- Test p=	0,32	-	0,40	-

Tab.16 (a): migrierte vs. stabile Pfannen.

	Inlay- Verschleiß			
	x- Verschleiß [mm]		**y- Verschleiß [mm]**	
	lateral	medial	proximal	distal
Kollektiv MIT Osteolyse				
Durchschnitt	0,1 mm	0,0 mm	0,1 mm	0,0 mm
SD	0,3 mm	0,1 mm	0,2 mm	0,0 mm
Minimum	0,0 mm	0,0 mm	0,0 mm	0,0 mm
Maximum	1,5 mm	0,4 mm	1,3 mm	0,0 mm
Kollektiv OHNE Osteolyse				
Durchschnitt	0,0 mm	0,0 mm	0,0 mm	0,0 mm
SD	0,0 mm	0,0 mm	0,1 mm	0,0 mm
Minimum	0,0 mm	0,0 mm	0,0 mm	0,0 mm
Maximum	0,0 mm	0,0 mm	1,0 mm	0,0 mm
t- Test p=	0,33	0,33	0,38	-

Tab,16 (b): mit vs. ohne Osteolyse allgemein.

	Inlay- Verschleiß			
	x- Verschleiß [mm]		**y- Verschleiß [mm]**	
	lateral	medial	proximal	distal
MÄNNER				
Durchschnitt	0,0 mm	0,0 mm	0,1 mm	0,0 mm
SD	0,2 mm	0,0 mm	0,3 mm	0,0 mm
Minimum	0,0 mm	0,0 mm	0,0 mm	0,0 mm
Maximum	1,5 mm	0,0 mm	1,3 mm	0,0 mm
FRAUEN				
Durchschnitt	0,0 mm	0,0 mm	0,0 mm	0,0 mm
SD	0,0 mm	0,0 mm	0,0 mm	0,0 mm
Minimum	0,0 mm	0,0 mm	0,0 mm	0,0 mm
Maximum	0,0 mm	0,0 mm	0,0 mm	0,0 mm
t- Test p=	0,32	-	0,16	-

Tab.16 (c): Männer vs. Frauen.

Tab.16 (a-c): T- Test- Vergleich des gemessenen Inlayabriebs.

4. Diskussion

Ziel dieser Studie war es, das Migrationsverhalten modularer subhemisphärischer Press-fit-Hüftpfannensysteme mit zusätzlicher Stabilisierung durch Spongiosaschrauben zu analysieren und den theoretisch oft beschriebenen Einfluss des Schraubeneinsatzes zu eruieren.

Die Verwendung additiver Spongiosaschrauben zur Fixation zementfreier Pressfit-Pfannen erfolgt im klinischen Alltag aufgrund der unzureichenden Datenlage gegenwärtig relativ subjektiv durch den Operateur. Theoretisch existieren hierzu bislang zwei Lehrmeinungen:

1) Die Verwendung der reinen Press-fit-Verankerung ohne Schrauben, wobei den Schrauben eine destabilisierende Wirkung zugeschrieben wird. Danach behindern sie den *setling*-Prozess der Pfanne (MORSCHER et al. 2002) und induzieren Osteolysen (BERMAN et al. 1994, HUK et al. 1994). In Fällen, in denen intraoperativ nur eine mäßige Primärstabilität zu erreichen ist, müsste das Press-fit-System konsequenterweise verlassen werden, folgt man dieser Auffassung.

2) Press-fit-Verankerungssysteme mit einer additiven Stabilisierung durch Schrauben sollen die Primärstabilität erhöhen und so insbesondere das Risiko für frühe Migrationen minimieren bzw. die Migration auch bei primär nur mäßigem Press-Sitz auf ein Mindestmaß reduzieren und es ermöglichen, auf alternative Methoden (z. B. Einsatz von PMMA-Zement) zu verzichten. Dabei wird vorausgesetzt, dass die Schrauben die Osseointegration der Pfannenkomponenten nicht behindern und den *setling*-Prozess nach anfänglichen Migrationsereignissen nicht negativ beeinflussen.

In dieser retrospektiven Studie wurde auf die Daten von Implantaten zurückgegriffen, die *a priori*, unabhängig von der Güte der intraoperativ eingeschätzten Primärstabilität, mit Spongiosaschrauben ausgestattet wurden. Untersucht wurde das frühe Migrationsverhalten, das innerhalb der ersten sechs Monate bis zwei Jahre postoperativ als zuverlässiger Indikator für eine konsekutive aseptische Lockerung bis Jahrzehnte nach Implantation angesehen wird (RYD 1992,

KÄRRHOLM et al. 1997, STOCKS et al. 1997). Die mittlere Nachuntersuchungszeit in dieser Studie betrug 2,6 Jahre.

4.1 Zusammenfassung und Bewertung der Ergebnisse

4.1.1 Migration

Von 107 nachuntersuchten Hüftimplantaten migrierten innerhalb der ersten zwei postoperativen Jahre sechs Pfannen um mehr als 1 mm. Dies entspricht einer Migrationsrate von 5,6%. Drei Pfannen (2,8%) stabilisierten sich wieder im postoperativen Zeitraum <2 Jahre und zeigten eine radiographisch unauffällige Osseointegration ohne fokale Osteolysen.
Restabilisierung nach anfänglicher Migration in der frühen postoperativen Phase ist ein häufig beobachtetes Phänomen bei Press-fit-Pfannen und als *setling* in der Literatur bekannt (MORSCHER et al. 2002). Fragwürdig war bislang, ob eine Schraubenfixation dem dynamischen Prozess der verzögerten Einheilung des Implantats in den Knochen möglicherweise im Wege steht. Diese Studie zeigt, dass Restabilisierung auch in Anwesenheit von Schrauben möglich ist.
Die drei übrigen Pfannen migrierten progredient. Davon wurden zwei (1,8% des Gesamtkollektivs) als gelockert qualifiziert. Das dritte Implantat kann nicht abschließend beurteilt werden, da der Patient verstarb. Es ist jedoch davon auszugehen, dass auch diese Pfanne die Lockerungskriterien im weiteren Verlauf erfüllt hätte. Dies in Anbe-tracht der raschen Manifestation und der hohen Migrationsgeschwindigkeit (1,4 mm in 8 Monaten) und der Vorgeschichte des Patienten. Schwer wiegt, dass es sich um eine sekundäre Implantation handelte nach vorangegangener aseptischer Lockerung einer zementierten PE-Pfanne.

Zum Zeitpunkt der letzten Messung waren also 104 Implantate stabil verankert, das sind 97,2% des Gesamtkollektivs. Dieses Ergebnis entspricht durchaus den heutigen Erwartungen, die an das reine Press-fit-System ohne Schrauben aufgrund der publizierten Standzeiten bis zur Revisionsoperation gestellt werden.

Die Zehn-Jahres-Überlebensrate wird zwischen 96% und 100% angegeben (MÜLLER et al. 2003, EFFENBERGER et al. 2004, VALLE et al. 2004, GROBLER et al. 2005, KÄRRHOLM et al. 2009). Verglichen mit publizierten Kurzzeitergebnissen der schraubenfrei implantierten Duraloc 100®-Pfannenmodelle ist das Ergebnis in dieser Studie sogar besser.

STIHSEN (2006) fand beim Zwei-Jahres-Follow-up der Duraloc 100®-Pfanne eine hohe Inzidenz radiographischer Lockerungszeichen und hohe Migrationswerte. 32% der Studienpopulation waren zu diesem Zeitpunkt nach konventionell radiologischer Definition als gelockert anzusehen. In der EBRA-Auswertung wurde eine durchschnittliche Migration des Gesamtkollektivs von 0,89 mm verzeichnet. Zum Vergleich: die mittlere gemessene Migration im Gesamtkollektiv dieser Studie betrug 0,2 mm. Eine Prothese erfüllte die radiologischen Lockerungskriterien, dies waren 0,9%.

Noch höhere Migrationsraten registrierten STÖCKL et al. (1998, 2005): Danach waren 35,4% bzw. 48% der untersuchten Duraloc 100®-Pfanne innerhalb der ersten zwei postoperativen Jahre um mehr als 1 mm gewandert.

Zwar ist der weitere postoperative Verlauf auch bei diesem reinen Press-fit-Implantat von einem *setling* der anfänglich migrierten Pfannen gekennzeichnet, nach vier Jahren erfüllten jedoch immer noch rund 10% die radiologischen Lockerungskriterien (STIHSEN 2008).

Detaillierte Daten aus der wissenschaftlichen Literatur über das Migrationsverhalten und die Standzeiten der in dieser Studie untersuchten Implantatmodelle Duraloc-Sector® und Alpha-Lock-Plus® als Referenz liegen bislang auch nach Rücksprache mit den Herstellerfirmen Depuy und Corin Germany leider nicht vor.

Auffällig ist, dass alle sechs migrierten Implantate in dieser Studie Alpha-Lock-Pfannen waren. Im Gegensatz zu den Duraloc-Pfannen, die in dieser Studie allesamt stabil verankert blieben, waren bei diesem Modell die unbesetzten Schraubenlöcher verschlossen. Die Passagemöglichkeit für Gelenkflüssigkeit und Abriebpartikel in den Knochen- Implantat-Zwischenraum war also denkbar gering.

Eine „Partikelkrankheit" (vgl. Kapitel II.2.2.1) als Ursache für die Stabilitätsverluste und die beobachteten aseptischen Lockerungen ist in dieser Studie demnach eher unwahrscheinlich. Ein weiterer Aspekt, der dagegen spricht, ist die rasche

Manifestation der Migration, die im Mittel bereits 9 Monate nach Implantation detektierbar war. Bei der *particle disease* handelt es sich um eine relative Schwellendosis-Erkrankung. Individuell verschieden kommt es zu Gewebereaktionen durch die längerfristige Belastung mit Abriebmaterialien, die innerhalb von Jahren im Gewebe akkumulieren und eine progrediente aseptische Entzündungsreaktion induzieren, welche letztendlich für die Implantatlockerung verantwortlich ist. Die in dieser in dieser Studie verwendeten Pfannenkomponenten bestanden aus abriebarmen Materialien und waren darüberhinaus mit Rotationssicherungsmechanismen ausgestattet, welche die Friktion zwischen Metallschale und Inlay auch unter Belastung gering halten. Desweiteren war eine Korrelation zwischen der Pfannenmigration und dem Inlay-Verschleiß nicht feststellbar. Bei dem Patienten mit Pfannenwechsel nach aseptischer Lockerung der zementierten PE-Pfanne wurde das Pfannenlager sorgfältig von Resten gesäubert.

Dies spricht für einen initialen Mangel an Primärstabilität als Ursache der in dieser Studie beobachteten Migration, wie MJÖBERG (1991) sie beschreibt. Offenbar waren in diesen Fällen die Spongiosaschrauben nicht in der Lage, die Primärstabilität ausreichend zu sichern und Relativbewegungen, welche die ossäre Einheilung des Implantats behindern, klinisch relevant zu reduzieren.

Wichtig ist die Frage, ob Pfahlschrauben einen eindeutigen negativen Einfluss auf die Stabilität hatten. Die vorliegenden Untersuchungsergebnisse sprechen nicht dafür. Erstens: In 50% der Migrationsfälle war eine Restabilisierung in Schraubenanwesenheit möglich. Zweitens: Aufgrund der gewonnenen Daten ließ sich ein direkter Zusammenhang zwischen Anzahl bzw. Länge der Schrauben und dem Auftreten fokaler Ost-eolysen nicht objektivieren.

Auch IORIO et al. (2009) untersuchten das Auftreten von implantatassoziierten Osteolysen und verglichen dabei Pfannenkomponenten mit variabler Anzahl an Schrauben mit reinen Press-fit-Designs. Weder die Inzidenz von *radiolucent lines*, noch die Inzidenz fokaler Osteolyseherde unterschied sich in den beiden Kohorten relevant (p= 0,322 bzw. p= 0,337).

Zwar muss eingestanden werden, dass die gefundenen zystischen Veränderungen in der vorliegenden Studie zum überwiegenden Anteil schraubenadhärent waren (91,7% aller dokumentierten Zysten). Doch erwiesen sich die gefundenen Herde, außer in einem Fall, nicht als progressiv und stabilitätsgefährdend. Darüber hinaus entstehen acetabuläre, lokale Osteolysen als Arthrosezysten insbesondere in den Belastungszonen. In diesen Bereichen werden ebenfalls Pfahlschrauben eingesetzt, so dass nicht ausgeschlossen werden kann, dass die Schrauben-assoziierten Osteolysten bereits präoperativ vorlagen.

Der Patient, welcher eine Implantatlockerung zeigte, ist des weiteren als Sonderfall zu betrachten, da bei diesem Patienten eine homozygote Sichelzellenanämie als Komorbidität vorliegt. Diese Erkrankung führt gehäuft zu umschriebenen Durchblutungsstörungen mit zystischen Nekrosen und Knochenerweichungen durch Knochenmarks-hyperplasie (HEROLD 2009), besonders im Beckenbereich. Dadurch kommt es bereits bei jungen Patienten zu nicht-traumatischen Protrusionen des Acetabulums (KOROVESSIS et al. 1990). Die TEP-Implantation stellt ein zusätzliches Knochentrauma dar. Die stattgehabte Implantatlockerung bei diesem Patienten muss daher als multifaktorielles Geschehen verstanden werden. Eine Induktion der periprothetischen Osteolysen durch den Einsatz von Spongiosaschrauben ist als unwahrscheinlich anzusehen. Zumal auch der weitere Verlauf nach der Revisionsoperation im Rahmen dieser Studie dokumentiert ist (vgl. Kapitel 3.3.1) und in diese Richtung weist. Denn auch im Revisionsfall wurde eine Press-fit-Verankerung mit Zusatzstabilisierung gewählt. Mit Einsatz eines zwei Nummern größeren Pfannen-Durchmessers und längeren Schrauben konnte schließlich nachweislich eine ausreichende Stabilität erzielt werden. In Anbetracht dessen stellt sich eher die Frage, ob die Migration nicht von Anfang an, durch Wahl einer anderen Implantat-Schrauben-Konstellation bei der Primäroperation, hätte verhindert werden können.

Dieser kritischen Beleuchtung müssen sodann auch die übrigen Migrationsfälle unterzogen werden. Denn aus den Studiendaten geht hervor, dass nicht nur im oben genannten Fall vergleichsweise kurze Stabilisierungsschrauben verwendet worden sind. In der Tat war die gesamte Gruppe der migrierten Pfannen mit signifikant kürzeren Schrauben ausgestattet als die der stabilen. Möglicherweise

hätte der Einsatz längerer Pfahlschrauben die Migration stärker einschränken können.
Einerseits darf bei dieser Überlegung zwar nicht außer Acht gelassen werden, dass – zumindest in drei der hier zu diskutierenden Fälle – starke anatomische Normabweichungen die Schraubenauswahl limitierten. Es handelte sich um dysplastische bzw. einen voroperierten Situs mit Osteolysen durch Knochenzement- und Abriebpartikel. Andererseits bleibt an dieser Stelle sonst nur noch der potentielle Erfolg komplett alternativer Verankerungsmethoden und Implantatdesigns (zementierte Pfannen bzw. selbsteinschraubende Pfannen) zu erwägen.
Das Studiendesign mit einer einzigen untersuchten Pfannendesign-Kohorte erlaubt letztlich nur eine hypothetische Bewertung. Fakt ist jedoch, dass dieselben erwähnten anatomischen Besonderheiten der Patienten vom Operateur in erster Linie Zugeständnisse an die Ausrichtung der Pfanne erforderten.
Herausstechend ist, dass der postoperative Inklinationswinkel der später migrierten Pfannen gegenüber den stabilen signifikant höher war und mit einem Mittelwert von 52,6° oberhalb der prinzipiell angestrebten 50°-Grenze lag.
Es ist seit langem bekannt, dass eine derart steile Pfannenausrichtung neben dem erhöhten Risiko für postoperative Luxationen auch zu frühzeitiger Implantatlockerung führen kann (COUDANE und FERRY 1981, SCHÖNRATH et al. 1985, MACH 1993). Unter Gelenkbelastung kommt es bei steil implantierten Pfannen zu einer ungleichmäßigen und unphysiologischen Kraftüberleitung in den Knochen. An der Knochen-Implantat-Grenze wirken starke Scherkräfte. Dadurch wird die Osseointegration gestört. Dies gilt für zementierte und zementfrei implantierte Pfannen gleichermaßen.

WEBERING (2002) wies in einer EBRA-Analyse sphärischer Press-fit-Pfannen über zehn Jahre bereits einen tendenziellen Zusammenhang ($p < 0,01$) zwischen dem postoperativen Inklinationswinkel und der Migration nach.
GLOZBACH (2004) untersuchte zementierte, nichtzementierte selbsteindrehende und press-fit-verankerte Pfannentypen und fand dass bereits ein Inklinationswinkel >45° die Standzeit der Implantate signifikant um bis zu drei Jahre verkürzt.

Es stellt sich weiterhin die Frage, ob der Einsatz von mehr Spongiosaschrauben pro Implantat die Migration wirkungsvoll hätte verhindern können. Nach Auswertung der vorliegenden Studiendaten ergibt sich keinerlei Hinweis auf einen direkten Zusammenhang zwischen Anzahl der Schrauben und der messbaren Migration. Es ist nicht davon auszugehen, dass mehr Schrauben die Migration verhindert hätten. Zumal beide Implantate in der Studienpopulation, die mit der maximalen Anzahl von vier Schrauben versorgt wurden, zu den migrierten Implantaten gehörten.

Insgesamt wich die mittlere Anzahl der verwendeten Schrauben pro Patient jedoch nicht signifikant von einander ab. Die stabilen Pfannen waren nicht mit mehr Schrauben gesichert. Insofern bestätigen diese Ergebnisse die Schlussfolgerungen, die bereits aus biomechanischen *in vitro*-Studien gezogen wurden – nämlich dass die hinzugewonnene Primärstabilität durch mehr Schrauben in der Praxis vernachlässigbar ist (WON 1995). Und, dass letztendlich die absolute Anzahl der Schrauben weniger zur Stabilisierung beiträgt. Wesentlich ist ihre Positionierung (HSU et al. 2005).

Die Erklärung dafür wurde bislang immer in den Kraftleitungseigenschaften der Schrauben unter axialer Belastung gesucht. Eine weitgestreute Schraubenausrichtung, so die Theorie, würde mehr unterschiedliche Belastungsarten abdecken als mehrere dicht beieinander stehende, gleichsinnig ausgerichtete Schrauben (HSU et al. 2005, HSU et al. 2006). Interessanterweise argumentieren auch die Gegner des Schraubeneinsatzes mit eben diesen kraftleitenden Eigenschaften der Spongiosaschrauben. Nur, dass dahinter eine destabilisierende, weil entgegen der Natur der Knochenbälkchen arbeitende, Wirkung vermutet wird (MORSCHER et al. 2002).

Aufgrund der Ergebnisse der vorliegenden Studie besteht allerdings der Anlass, den
bisher angenommenen Wirkmechanismus der Spongiosaschraube neu zu überdenken.

Beide Schulen, jene welche den Einsatz von Pfahlschrauben befürwortet und jene, welche die Verwendung von Schrauben als zusätzliche Stabilisierung ablehnt, lassen einen Effekt außer Acht, den sich Operateure empirisch aber durchaus häufig bei der Implantation „nackter" zementierter PE-Pfannen zunutze machen. Dann, wenn das Knochenlager weich und osteoporotisch ist. Deswegen ist im klinischen Alltag die Kombination aus zementierter PE-Pfanne und Spongiosaschrauben nicht selten. Beim Einbringen von Schrauben wird an der Stelle automatisch Spongiosa radial verdrängt. Gleichermaßen verdichtet sich dadurch die Struktur in der Nachbarschaft. Durch geschickte Ausrichtung der Schrauben wird der weiche osteoporotische Knochen der Umgebung gezielt am Pfannengrund zusammengedrängt und dadurch verstärkt.

Die Güte der Press-fit-Verankerung steht und fällt mit der Qualität des umgebenden Knochens. Der Press-Sitz beruht *per definitionem* auf einer elastischen Verklemmung mit Anpressung des Knochens an das Implantat, die bei weichem, widerstandslosem Knochen nur geringer ausfallen kann. Deswegen führen auch periphere Knochendefekte des Acetabulums zu signifikanten Stabilitätseinbußen (HADJARI et al. 1994). Wenn durch das Einbringen unterschiedlich ausgerichteter Spongiosaschrauben eine Komprimierung der Knochenstruktur in großflächigen Arealen des Pfannenbodens gelingt, wird sich dies auch positiv auf eine insuffiziente Press-fit-Stabilität auswirken. Dabei sollten längere Schrauben theoretisch einen größeren Benefit erzielen, indem sie tiefer in den Knochenstock vordringen und tiefgreifendere Komprimierungszonen schaffen als kurze Schrauben. Die Ergebnisse unserer Studie bestätigen genau dies: Abgesehen davon, dass die Schrauben der migrierten Pfannenkomponenten signifikant kürzer waren als im Kollektiv der stabilen, geht aus den Analysen hervor, dass eine Implantat-Migration bei Patienten mit manifester Osteoporose offenbar wirkungsvoll verhindert werden konnte: Sämtliche Patienten, bei denen eine manifeste Osteoporose als Risikofaktor registriert wurde, blieben frei von Migrationserscheinungen. Aus der Gruppe der Migrierten zeigte kein Patient – der Patient mit Sichelzellenanämie ausgenommen – einen altersuntypischen Knochenbefund. Und in diesem speziellen Einzelfall konnte nach Einsatz längerer Schrauben ebenfalls Stabilität erreicht werden.

Zur Aufklärung des Zusammenhangs, der sich aus den vorliegenden Daten andeutet, könnten vergleichende Studien beitragen, mit einer gezielten Kohorteneinteilung nach prä- und postoperativer Knochendichte des periprothetischen Knochenstocks.

4.1.2 Konventionelle Röntgenuntersuchung

In dieser Studie zeigten sich keine konsistenten Zusammenhänge zwischen der Migration und dem Auftreten von RLL und/oder zystischen Veränderungen. Dennoch bleibt unbestritten, dass RLL ein Prädiktor für Migration von Endoprothesen sind (FLIVIK et al. 2005, STÖCKL et al. 2005). Letztendlich sind die Stichprobenumfänge in dieser Studie zu klein und die Nachuntersuchungszeiträume zu kurzfristig gewesen, um aufgrund des fehlenden Signifikanznachweises den Zusammenhang zwischen RLL und Migration abzulehnen. Im Gegenteil, das Ergebnis bedeutet vielmehr, dass mit der Einzelbild-Röntgen-Analyse (EBRA) ein geeignetes Instrument zur Verfügung steht, zwischen vorerst unbedeutende Resorptionszonen und tatsächlicher Migration zu diskriminieren – auch in kleinen Fallzahlen. Eine Nutzung der Technologie zum individuellen Patientenmonitoring nach Hüft-TEP sollte damit ohne weiteres möglich sein, wie auch WILKINSON (2002) nahegelegt hat.

4.1.3 Inlayverschleiß

Zwei Implantate in dieser Studie zeigten einen nachweisbaren Verschleiß des UHMWPE-Inlays. Beide wiesen eine steile Pfanneninklination >50° auf, was vermutlich die Erklärung des verstärkten Abriebs ist. Eine Korrelationsanalyse von Abrieb und Inklinationswinkel wurde aufgrund der kleinen Fallzahl nicht vorgenommen. Doch haben zahlreiche Autoren den Zusammenhang zwischen erhöhter Inklination und Inlayabrieb in der Vergangenheit bewiesen (PLITZ 1980, MACH 1993, GLOZBACH 2004, WAN et al. 2008).

In der Vergangenheit immer wieder angenommen wurde ein Zusammenhang zwischen Partikelabrieb und der Verwendung von Schrauben (HUK et al. 1994, MORSCHER et al. 2002). Mit Hilfe der Einzelbild-Röntgen-Analyse lässt sich lediglich der Abrieb der artikulierenden künstlichen Gelenkfläche bestimmen. Eventuelle Abriebe an der Inlay-Oberfläche, die der Metallschale anliegt, hervorgerufen durch verkantete Schraubenköpfe, wurden daher nicht berechnet.

Neuere Studien zeigen jedoch, dass dieser sogenannte *backside wear* bei modernen Inlays mit Rotationssicherung und abriebsarmen UHMWPE, wie sie hier eingesetzt wurden, gering ist. Von daher seien Bedenken wegen des Schraubeneinsatzes heute nicht mehr so groß (IORIO et al. 2009). Die Tatsache, dass im Rahmen dieser Studie kein Fall von partikelinduzierter Osteolyse aufgefallen ist, stützt diese Einschätzung.

4.2 Fazit

Die Ergebnisse der vorliegenden Studie bekräftigen die Aussagen der aktuellsten Publikationen, nach denen der Einsatz von Stabilisierungsschrauben nicht mit einem signifikanten Risiko für frühe Implantatmigration und Stabilitätsverlust einhergeht (IORIO 2009).
Die vorgefundene Rate von Migrationen und aseptischen Lockerungen in der Studienpopulation war nicht höher als aufgrund in der Literatur angegebener Zahlen zu erwarten.
Zur Herausgabe einer klaren Leitlinie für den *a priori*- Einsatz von Stabilisierungsschrauben eignen sich die gewonnenen Daten dieser Studie nicht, da ein adäquates Vergleichskollektiv aus reinen Press-fit-Pfannen fehlt. Aktuell scheint die lange währende Diskussion um die Stabilisierungsschrauben auf ein „Egalité" hinauszulaufen (IORIO 2009). Es bedarf daher weiterer Studien, randomisiert und mit großem Umfang, um eine klarere Tendenz auszumachen und Widersprüche aufzuarbeiten.

Was den Einsatz von Stabilisierungsschrauben bei Vorfinden eines weichen, osteoporotischen Pfannenlagers angeht, so bestand bis dato ein gewisser Konsens in der Forschung (ILLGEN und RUBASH 2002, THANNER et al. 2000, WEEDEN et al. 2006), der jedoch ebenso nicht frei von Widersprüchen war. Denn: Die Rigidität der Schraubenverankerung ist natürlich umso größer, je kompakter der Knochen, in dem die Schraube sich verankert (HADJARI et al. 1994). Nach der Philosophie des reinen Press-fit benötigen aber gerade Patienten mit dichtem Knochenstock keine Zusatzstabilisierung. In weichem widerstandslosen Knochen dagegen dürfte sich nach bisheriger Auffassung der Schraubeneinsatz weniger bezahlt machen. Dennoch wurde er gerade in solchen Fällen empfohlen.

Diese Studie liefert nun wertvolle Hinweise darauf, wie sich dieser Widerspruch lösen lässt. Es konnte gezeigt werden, dass der Einsatz von Stabilisierungsschrauben im weichen Knochen geeignet ist, Migration zu verhindern. Nämlich durch Komprimierung der Spongiosa in der Umgebung. Weitere Studien auf diesem Gebiet sind notwendig, um die Theorie zu untermauern.

Wichtige Erkenntnisse konnten zudem über die richtige Einsatztechnik der Spongiosa-schrauben gewonnen werden. Aufgrund der Studienergebnisse kann die klare Empfehlung ergehen, im Falle eines Schraubeneinsatzes immer den, von den anatomischen Bedingungen her längstmöglichen Schrauben den Vorzug zu geben und eine steile Pfanneninklination zu meiden. Mit den Möglichkeiten zur Vermeidung steiler Inklinationswinkel, insbesondere in der Dysplasie- und Revisionschirurgie, eröffnet sich ein neues Forschungsfeld.

Bedenken einiger Autoren, dass Schrauben die Überführung von Primär- in Sekundärstabilität und das sogenannte *setling* der Pfanne verhindern, können ausgeräumt werden. Die Ergebnisse sprechen klar dafür, dass, auch nach anfänglicher Migration in der frühen postoperativen Phase, eine nachträgliche vollständige Osseointegration des Implantats in Anwesenheit von Schrauben möglich ist.

IV. ANHANG

Literaturverzeichnis

1. Aspenberg P, van der Vis HM: *Fluid pressure may cause periprosthetic osteolysis,* Acta Orthop Scand:1998, 69(1):1-4.

2. Bereiter H, Burgi M, Rahn BA: *Das zeitliche Verhalten der Verankerung einer zementfrei implantierten Hüftpfanne im Tierversuch,* Orthopäde 1992: 21(1):63-70.

3. Berman AT, Avolio A jr, DelGallo W: *Acetabular osteolysis in THA: prevention and treatment,* Orthopedics1994: 17(10):963-5.

4. Bertelsmann Stiftung: *Bevölkerungsprognose 2025 – Anteil der über 80-Jährigen in ausgewählten Städten über 100.000 Einwohnern, Region Deutschland,* Focus Nr. 50, 08.12.2008, Seite 35.

5. Biedermann R, Tonin A, Krismer M, Rachbauer F, Eibl G, Stockl B: *Reducing the risk of dislocation after THA: the effect of orientation of the acetabular component,* JBone Joint Surg Br 2005: 87(6):762-9.

6. Bloebaum RD, Mihalopoulus NL, Jensen JW, Dorr DL: *Postmortem analysis of bone growth into porous-coated acetabular components,* JBone JointSurgAm 1997: 79(7):1013-22.

7. Blum HJ, Noble PC, Tullos HS: *Migration and rotation of cementless acetabular cups: Incidence, etiology and clinical significance,* Presented at the 57th Annual AAOS Meeting, New Orleans, Louisiana Feb. 8-13 1990.

8. Bobyn JD, Engh CA, Glassman AH: *Radiography and histology of a threaded acetabular implant,* JBone Joint Surg 1988: 70B: 303.

9. Boehler M, Krismer M, Mayr G, Mühlbauer M, Salzer M: *Migration Measurement of cementless acetabular components: Value of clinical and radiographic data,* Orthopedics 1998: 21(8):897-900.

10. Brannemark PI, Hansson HA, Adell R, Breine U, Lindström J, Hallen O, Oehmann A: *Osseointegrated implants in the treatment of edentulous jaw: Experience from a 10 year period,* Scand J Plast Reconstr Surg 1977: 11:Suppl. 16:132.

11. Callaghan JJ, Kim YS, Brown TD, Pedersen DR, Johnston RC: *Concerns and improvements with cementless metal- baked acetabular components,* Clin Orthop 1995: 311:76-84.

12. Capello WN, D'Antonio JA, Manley MT, Feinberg JR: *Hydroxyapatite in total hip arthroplasty. Clinical results and critical issues,* Clin Orthop Relat Res 1998: 355:200-11.

13. Chandler HP, Reineck FT, Wixson RL et al: *Total hip replacement in patients younger than thirty years old*, JBone Joint SurgAm 1981: 63:1426.

14. Charnley J: *Tissue reactions to polytetrafluorethylene*, Lancet 1963: 2:1379.

15. Charnley J: *Ersatz des Hüftgelenks durch Totalendoprothese*, Triangel (De.) 1968: 8(1968):211.

16. Charnley J: *The histology of loosening between acrylic cement and bone*, JBone Joint Surg Br 1975: 57-B:245.

17. Charnley J: *Low friction arthroplasty of the hip. Theory and practice*, Springer-Verlag, Berlin Heidelberg, 1979.

18. Charnley J, Efekar N: *Postoperative infection in total hip replacement arthroplasty of the hip-joint. With special reference to the bacterial content in the air of the operating room*, J Bone Joint Surg Br 1969: 56:641.

19. Charnley J, Kamangar A, Longfield MD: *The optimum size of prosthetic heads in relation to the wear of plastic sockets in total replacement of the hip*, Med Biol Eng 1969: 7:31.

20. Chen PC, Mead EH, Pinto et al: *Polyethylene wear debris in modular acetabular prostheses*, Clin Orthop 1995: 317:44.

21. Clarke HJ, Jinnah RH, Warden KE, Cox QG, Curtis MJ: *Evaluation of acetabular stability in uncemented prostheses*, JArthroplasty 1991: 6(4):335-40.

22. Clohisy JC, Calvert G, Tull F, MacDonald D, Maloney WJ: *Reasons for revision hip surgery: a retrospective review*, Clin Orthop Relat Res 2004: 429:188-92.

23. Coathup MJ, Blachburn J, Goodship AE, Cunningham JL, Smith T, Blunn GW: *Role of hydroxyapatite coating in resisting wear particle migration and osteolysis around acetabular components*, Biomaterials 2005: 26(19):4161-9.

24. Cook SD, Thomas KA, Haddad RJ Jr: *Histologic analysis of retrieved human porous-coated total joint components*, Clin Orthop 1988: 234: 90-101.

25. Coudane H, Ferry A: *Aseptic loosening of cemented total arthroplasties of the hip in relation to positioning of the prosthesis*, Acta Orthop Scand 1981: 52: 201-205.

26. Cyteval C, Gagneux E, Sarrabere MP, Benis J, Cottin A, Maury P, Taourel P: *Imaging of complications following hip arthroplasty,* J Radiol 2002: 83(2 Pt1):112-21.

27. Davies MS, Parker BC, Ward DA, Hern E, Hua J, Walker PS: *Migration of the uncemented CLS Acetabular Component,* Orthopedics 1999: 22(2):219-22.

28. DeLee JG, Charnley J: *Radiological demarcation of cemented sockets in total hip replacement,* Clin Orth Relat Res 1976: 121:20-32.

29. Dumbleton JH, Manley MT, Edidin AA: *A literature review of the association between wear rate and osteolysis in total hip arthroplasty,* J Arthroplasty 2002: 17(5): 649-661.

30. Eckart A, Karbowski A, Schwitalle M, Vogel J, Bodem F, Seeleitner C, Schunk K, Mayrhofer P: *Measurement of migration of acetabular components in cementless hip replacement,* Rofo 1998: 169(2):146-51.

31. Effenberger H, Imhof M: *Zementfreie Hüftpfannen: Implantatatlas* 2002, ISBN 3-9501520-0-8.

32. Effenberger H, Imhof M, Richolt J, Rehart S: *Cement-free hip cups. Current status,* Orthopäde 2004: 33(6):733-50.

33. .Elke R, Berli B, Wagner A, Morscher EW: *Acetabular revision in total hip replacement with a pressfit cup,* J Bone Joint SurgBr 2003: 85(8):1114-9.

34. Engh CA, Griffin WL, Marx CL: *Cementless acetabular components,* JBone Joint Surg Br 1990: 72(1):53-9.

35. Fink B, Protzen M, Hansen-Algenstaedt N, Berger J, Ruther W: *High migration rate oft wo types of threaded acetabular cups,* Arch Orthop Trauma Surg 2004: 124(1):17-25.

36. Flivik G, Sanfridsson J, Onnerfält R, Kesteris U, Ryd L: *Migration of the acetabular component: effect of cement pressurisation and significance of early rdiolucency: a randomized 5-year study using radiostereometry,* Acta Orthop 2005: 76(2):159-68.

37. Garcia-Cimbrelo E, Munuera L: *Early and late loosening of the acetabular cup after low friction arthroplasty,* JBone Joint Surg Am 1992: 74:1119-1129.

38. Glozbach D: *Standzeitverkürzende Patientencharakteristika und Protheseneigenschaften von aseptisch gelockerten Hüftendoprothesen*, Dissertation an der med. Fakultät der Rheinisch-Westfälischen TU Aachen, 2004.

39. Goldring SR, Schiller AL, Roelke M et al: *The synovial-like membrane at bone-cement interface in loose total hip replacements and its proposed role in bone lysis*, JBone Joint Surg Am 1983: 65:575.

40. Goutallier D, Colmar M, Penot P: *Periprosthetic ossifications of the hip: role of the duration of postoperative indometacin therapy in the prevention of ossifications and role of screwed acetabulum in the occurrence of ossification*, Rev Chir Orth Rep App 1993: 79(1):22-8.

41. Grobler GP, Learmont ID, Bernstein BP, Dower BJ: *Ten-year results of a press-fit, porous coated acetabular component*, JBone Joint Surg Br 2005: 87(6):786-9.

42. Grubl A: *Results of cementless hip arthroplasty*, Radiologe 2006: 46(9):779-82, 784.

43. Gruen TA, McNeice GM, Amstuzu HC: *"Modes of failure" of cemented stem-type femoral components: a radiographic analysis of loosening*, ClinOrthop RelatRes 1979: 141:17-27.

44. Gut M, Hilfiker B, Schreiber A: *5-to-7 year result of cementless Endler acetabular prosthesis*, Z OrthIhreGrenzgeb 1990: 128(6):598-605.

45. Hadjari MH, Hollis JM, Hofmann OE, Flahiff CM, Nelson CL: *Initial stability of porous coated acetabular implants.The effect of screw placement, screw tightness, defect type, and oversize implants*, ClinOrthopRelatRes 1994: 307:117-23.

46. Hardinge K, Porter ML, Jones PR, Hukins DWL, Taylor CJ: *Measurement of hip prostheses using image analysis. The Maximum hip techniques*, JBone Joint SurgBr 1991, 73(5):724-8.

47. Harris WH: *Osteolysis and particle disease in hip replacement. A review*, Acta Orthop Scand 1994: 65:113.

48. Harris WH:*Traumatic arthritis of the hip after dislocation and acetabular fractures: treatment by mold arthroplasty. An end-result study using a new method of result evaluation*, JBone Joint Surg Am 1969: 51(4):737-55.

49. Harris WH, White RE, McCarthy JC, Walker PS: *Bony ingrowth fixation of the acetabular component in canine hip joint arthroplasty*, Clin Orthop 1983: 176:7-1.

50. Herold G: *Innere Medizin 2009*, ISBN 10- 1111151954.

51. Hirakawa K, Bauer TW, Stulberg BN et al: *Characterization and comparison of wear debris from failed total hip implants of different types*, JBone Joint Surg Am 1996: 78:1235.

52. Hodgkinson JP, Shelley P, Wroblewski BM: *The correlation between the roentgenographic appearance and operative findings at the bone-cement junction of the socket in Charnley low friction arthroplasties*, Clin Orthop 1988: 228:105-109.

53. Hsu JT, Chang CH, An KN, Zobitz ME, Phimolsarnti R, Hugate RR, Lai KA: *Effect of screw eccentricity on the initial stability of the acetabular cup*, Int Orthop 2007: 31(4):451-5.

54. Hsu JT, Chang CH, Huang HL, Chang GL, Lai KA, Chen WP: *The stability of acetabular cup under screw fixation*, ISB XXth Congress- ASB 29th Annual Meeting, July 31- August 5, Cleveland, Ohio, 2005.

55. Hsu JT, Chang CH, Huang HL, Zobitz ME, Chen WP, Lai KA, An KN: *The number of screws, bone quality and friction coefficient affect acetabular cup stability*, Med Eng Phys 2006, Epup ahead of print. [Hsu et al, 2006b].

56. Hsu JT, Lai KA, Chen Q, Zobitz ME, Huang HL, An KN, Chang CH: *The relation between micromotion and screw fixation in acetabular cups*, Comput Methods Programs Biomed 2006: 84(1): 34-41.

57. Hugate RR, Dickey ID, Chen Q, Wood CM, Sim FH, Rock MG: *Fixed-angle Screws vs Standard Screws in Acetabular Prosthesis Fixation. A Cadaveric Biomechanical Study*, J Arthroplasty 2008: Epup ahead of print.

58. Huggler AH, Schreiber A: *Alloarthroplastik des Hüftgelenkes. 2. überarbeitete Auflage*, Georg Thieme Verlag, Stuttgart 1978: ISBN 3-13-441202-0.

59. Huiskes R: *Failed innovation in total hip replacement. Diagnosis and proposes for a cure*, Acta Orthop Scand 1993: 64:699.

60. Ilchmann T, Franzen H, Mjörberg B, Wingstrand H: *Measurement accuracy in acetabular cup migration. A comparison of four radiologic methods versus roentgen stereophoto-grammetric analysis*, J Arthroplasty 1992: 7(2):121-7.

61. Ilchmann T, Freeman MA, Mjöberg B: *Accuracy of the Nunn method in measuring acetabular cup migration*, Ups J Med Sci. 1992: 97(1):67-8.

62. Ilchmann T, Kesteris U, Wingstrand H: *EBRA improves the accuracy of radiographic analysis of acetabular cup migration*, Acta Orthop Scand 1998: 69(2):119-24.

63. Illgen R II, Rubash HE: *The optimal fixation of the cementless acetabular component in primary total hip arthroplasty*, J am Acad Orth Surg 2002: 10(1):43-56.

64. Iorio R, Puskas B, Healy WL, Tilzey JF, Specht LM, Thompson MS: *Cementless Acetabular Fixation With and Without Screws: Analysis of Stability and Migration*, J Arthroplasty 2009: Epup ahead of print.

65. Jäger M, Zilkens C, Zanger K, Krauspe R: *Significance of nano- and microtopography for cell-surface interactions in orthopaedic implants*, J Biomed Biotechnol. 2007: (8):69036.

66. Jinnah RH, Armstutz HC, Tooke SM et al: *The U.C.L.A Charnley Experience*, Clin Orthop 1986: 211:164.

67. Johnston RC, Fitzgerald RH jr, Harris WH, Müller ME, Sledge CB: *Clinical and radiographic evaluation of total hip replacement. A standart system of terminology for reporting results*, JBone Joint Surg Am 1990: 72(2):161-8.

68. Jones LC, Hungerford DS: *Cement disease*, Clin Orthop 1987: 225:192.

69. Karrholm J, Garellick G, Herberts P: *The Swedish National Hip Arthroplasty Register. Annual Report 2004*, http://www.jru.orthop.gu.se/, 2005.

70. Karrholm J, Garellick G, Herberts P: *The Swedish National Hip Arthroplasty Register. Annual Report 2005*, http://www.jru.orthop.gu.se/, 2006.

71. Karrholm J, Garellick G, Herberts P: *The Swedish National Hip Arthroplasty Register. Annual Report 2006*, http://www.jru.orthop.gu.se/, 2007.

72. Karrholm J, Garellick G, Rogmark C, Herberts P: *The Swedish National Hip Arthroplasty Register. Annual Report 2007*, http://www.jru.orthop.gu.se/, 2009.

73. Karrholm J, Herberts P, Hultmark P, Malchau H, Nivbrant B, Thanner J: *Radiostereometry of hip prostheses. Review of methodology and clinical results*, Clin Orth Relat Res 1997: (344):94-110.

74. Karrholm J, Snorrason F: *Migration of porous coated acetabular prostheses fixed with screws: roentgen stereophotogrammetric analysis*, J Orthop Res 1992: 10(6):826-35.

75. Kärrholm J, Snorrason F: *Postoperative stability of press-fit acetabular prostheses*, Acta Orthop Scand 1989: 60: 36 Suppl 231.

76. Kavanagh BF, Fitzgerald RH Jr: *Clinical and roentgenographic assessment of total hip arthroplasty. A new hip score,* Clin Orth Relat Res 1985: (193):133-40.

77. Kavanagh BF, Wallrichs S, Dewitz M et al: *Charnley low friction arthroplasty of the hip: 20 year results with cement,* J Arthroplasty 1994, 9:229-234.

78. Kay RM, Dorey FJ, Johnston-Jones K, Cracchiolo III A, Amstutz HC, Finermann GAM: *Long-term durability of cemented primary total hip arthroplasty,* J Arthroplasty 1995: 10 (Suppl): S29.

79. Keating EM, Ritter MA, Faris PM: *Structures at risk from medially placed acetabular screws,* JBone Joint Surg Br 1990: 72(4):509-11.

80. Kienapfel H, Sprey C, Wilke A, Griss P: *Implant fixation by bony ingrowth,* J Arthroplasty 1999: 14:3555-368.

81. Korovessis PG, Milis ZT, Spastris PM, Urania P, Spyropoulos P: *Acetabular protrusion in thalassemia. A report of four cases,* Clin Orth Relat Res,1990: 254:199-204.

82. Krismer M, Bauer R, Tschupik J, Mayrhofer P: *EBRA: a method to measure migration of acetabular components,* J Biomech 1995: 28(10):1225-36.

83. Krismer M, Stockl B, Fischer M, Bauer R, Mayrhofer P, Ogon M: *Early migration predicts late aseptic failure of hip sockets,* JBone Joint Surg Br 1996: 78(3):422-6.

84. Krugluger J, Eyb R: *Bone reaction to uncemented threaded polyethylene acetabular components,* Int Orthop 1993: 17(4):259-65.

85. Kwong LM, O'Connor DO, Sedlacek RC, Krushnell RJ, Maloney WJ, Harris WH: *A quantitative in vitro assessment of fit and screw fixation on the stability of a cementless hemispherical acetabular component,* J Arthroplasty 1994: 9(2):163-70.

86. Latimer HA, Lachiewicz PF: *Porous-coated acetabular components with screw fixation. 5-10y result,* JBone JointSurgAm 1996: 78:975-981.

87. Lemaire R, Rodriguez A: *Radiological study of the migration of prosthetic implants following hip arthroplasty,* Acta Orthop Belg 1996: 1:124-31 Suppl 62.

88. Lewinnek GE, Lewis JL, Tarr R, Compere CL, Zimmermann JR: *Dislocations after total hip- replcement arthroplasties,* JBone Joint Surg Am 1978: 60(2):217-20.

89. Lewis PM, Al-Belooshi A, Olsen M, Schemitch EH, Waddell JP: *Prospective Randomized Trial Comparing Alumina Ceramic-on-Ceramic With Ceramic-On-Conventional Polyethylene Bearings in Total Hip Arthroplasty,* J Arthroplasty 2009: Feb 4. [Epub ahead of print].

90. Liu X, Niebur GL: *Bone ingrowth into a porous coated implant predicted by a mechano-regulatory tissue differentiation algorithm;* Biomech Model Mechanobiol. 2008 Aug;7(4):335-44.

91. Livermore J, Ilstrup D, Murray B: *Effect of femoral head size on wear of the polyethylene acetabular component,* JBone Joint Surg Am 1990: 72:518.

92. Livingston BJ, Chmell MJ, Spector M, Poss R: *Complications of total hip arthroplasty associated with the use of an acetabular component with a Hylamer liner,* JBone JointSurgAm 1997: 79(10):1529-1538.

93. Mac Ausland RW: *Arthroplasty of the hip,* Sixième Congrès de la société Internationale de Chirurgie, London 1923, Vol.I, Rapports. Médicale et Scientifigue, Brüssel 1924.

94. Mach J: *Zur Überlebenszeit von gelockerten zementierten Hüftgelenksprothesen,* Z. Orthop 1993: 131:130-134.

95. Madey SM, Callaghan JJ, Olejniczak JP, Goetz DD, Johnston RC: *Charnley total hip arthroplasty with use of improved techniques of cementing: The result after a minimum of fifteen years follow-up,* JBone Joint Surg Am 1997: 79:53-64.

96. Malchau H, Karrholm J, Wang YX, Herberts P: *Accuracy of migration analysis in hip arthroplasty. Digitized and conventional radiography, compared to radiostereometry in 51 patients,* Acta Orthop Scand 1995: 66(5):418-24.

97. Maloney WJ, Jasty M, Burke DW, O´Connor DO, Zalenski EB, Bragdon C, Harris WH: *Biomechanical and histologic investigation of cemented total hip arthroplasties: a study of autopsy-retrieved femurs after in vivo cycling,* Clin Orthop 1989: 249:129.

98. Manley MT, D'Antonio JA, Capello WN, Eddidin AA: *Osteolysis: a disease of access to fixation interfaces,* Clin Orthop 2002: 405:129-37.

99. Masoka T, Yamamoto K, Shisido T, Katori Y, Mizoue T, Shirasu H, Nunoda D: *Study of hip joint dislocation after THA,* Int Orthop 2005: 13:1-5.

100. Mayer G, Neumann HW (Hrsg.): *Der totale Hüftgelenksersatz mit zementfreien Prothesen- Erfahrungen und Ergebnisse*, Med.-Literarische Verl.-Ges, Uelzen 1997: ISBN 3-88136-187-1.

101. McEvoy A, Jeyam M, Ferrier G, Evans CE, Andrew JG: *Synergistic effect of particles and cyclic pressure on cytokine production in human monocyte/macrophages: proposed role in periprosthetic osteolysis*, Bone 2002: 30(1):171-7.

102. McKellop HA, Campbell P, Park SH, Schmalried TP, Grigoris P, Amstutz HC, Sarmiento A: *The origin of submicron polyethylene wear debris in total hip arthroplasty*, Clin Orthop 1995: 311:3.

103. Mjöberg B: *Loosening of cemented hip prostheses. The importance of heat injury*, Acta Orthop Scand Suppl,1986: 221:1.

104. Mjöberg B: *Fixation and loosening of hip prostheses. A review*, Acta Orthop Scand 1991: 62(5):500-508.

105. Morscher EW: *Current status of acetabular fixation in primary total hip arthroplasty*, Clin Orthop Rel Res 1992: 274:172-93.

106. Morscher EW, Widmer KH, Bereiter H, Elke R, Schenk R: *Cementless socket fixation based on the pressfit concept in total hip joint arthroplasty*, Acta Chir Orth Traumatol Cech 2002: 69(1):8-15.

107. Müller ME: *Die Verwendung von Kunstharzen in der Knochenchirurgie*, Arch.orthop. Unfall-Chir 1962: 54:513.

108. Müller U, Gautier E, Roeder C, Busato A: *The relationship between cup design and the radiological signs of aseptic loosening in total hip arthroplasty*, JBone Joint Surg Br 2003: 85(1):31-6.

109. Mulroy RD Jr, Harris WH: *The effect of improved cementing techniques on component loosening in total hip replacement: an 11-year radiographic review*, J Bone Joint Surg 1990: 72B:757.

110. Mulroy WF, Harris WH: *Acetabular and femoral fixation 15 years after cemented total hip surgery*, Clin Orthop 1997: 337:118.

111. Nasser S, Campbell PA, Kilgus D, Kossovsky N, Amstutz HC: *Cementless total joint arthroplasty prostheses with titanium-alloy articular surfaces. A human retrieval analysis*, Clin Orthop 1990: 261:171.

112. Nelissen RG, Valstar ER, Poll RG, Garling EH, Brand R: *Factors associated with excessive migration in bone impaction hip revision surgery: a radiostereometric analysis study*, J Arthroplasty 2002: 17(7):826-33.

113. Nieuwenhuis JJ, Malefijt Jde W, Hendriks JC, Gosens T, Bonnet M: *Unsatisfactory results with the cementless Omnifit acetabular component due to polyethylene and severe osteolysis,* Acta Orthop Belg 2005: 71(3)294-302.

114. Nilsson KG, Kärrholm J: *RSA assessment of aseptic loosening,* JBone-JointSurgBr 1996: 78(1):1-3.

115. Nunn D, Freeman MA, Hill PF, Evans SJ: *The measurement of migration of the acetabular component of hip prostheses,* J Bone Joint Surg Br. 1989; 71(4):629-31.

116. Ochs U, Ilchmann T, Ochs BG, Marx J, Brunnhuber K, Lüem M, Weise K: *EBRA Migration Patterns of the Plasmacup with Ceramic or Polyethylene Inserts: A Randomised Study,* Z Orthop Unfall 2007: 145: 20-24.

117. Olivecrona L, Crafoord J, Olivecrona H, Noz ME, Maguire GQ, Zeleznik MP, Svensson L, Weidenhielm L: *Acetabular component migration in total hip arthroplasty using CT and a semiautomated program for volume merging,* Acta Radiol 2002: 43(5):517-27.

118. Önsten I, Carlson AS, Ohlin A, Nilsson JA: *Migration of acetabular components, inserted with and without cement, in one-stage bilateral hip arthroplasty: a controlled, randomised study using roentgen stereophotogrammetric analysis,* JBone JointSurgAm 1994: 76: 185-194.

119. Ortiz SG, Ma T, Epstein NJ, Smith RL, Goodman SB: *Validation and quantification of an in vitro model of continuous infusion of submicron-sized particles,* J Biomed Mater Res B Appl Biomater. 2008 Feb;84(2):328-33.

120. Perona PG, Lawrence J, Paprosky WG, Patwardhan AG, Sartori M: *Acetabular micromotion as a measure of initial implant stability in primary hip arthroplasty. An in vitro comparison of different methods of initial acetabular component fixation,* J Arthroplasty 1992: 7(4):537-47.

121. Pidhorz LE, Urban RM, Jacobs JJ, Sumner DR: *A quantitative study of bone and soft tissues in components retrieved at autopsy,* J Arthroplasty 1993: 8:213-225.

122. Pilliar RM, Lee JM, Maniatopoulus C: *Observations on the effect of movement on bone ingrowth into porous-surfaced implants,* Clin Orth Relat Res 1986: 208:108-113.

123. Pitto RP, Lang I, Kienapfel H, Willert HG: *The german arthroplasty register,* Acta Orthop Scand 2002: 73(305):30-3.

124. Plitz W, Hackenbroch H, Springer H: *Untersuchungen über Menge und Verteilung von Polyesterabrieb an entfernten Rotationsprothesen der Hüfte*, Z. Orthop 1980: 118:586.

125. Ritter MA, Thong AE: *The role of cemented sockets in 2004: Is there one?*, J Arthroplasty 2004: 19(4 Suppl 1):92-4.

126. Robertsson O, Wingstreand H, Kesteris U: *Intracapsular pressure and loosening of hip prostheses*, Acta Orthop Scand 1997: 68(3): 231-234.

127. Rohrl SM, Nivbrant B, Strom H, Nilsson KG: *Effect of augmented cup fixation on stability, wear, and osteolysis: a 5year follow-up of total hip arthroplasty with RSA*, J Arthroplasty 2004: 19(8):962-71.

128. Roth A, Winzer T, Sander K, Anders JO, Venbrocks RA: *Press fit fixation of cementless cups: How much stability do we need indeed?*, Arch Orthop Trauma Surg 2006: 126(2):77-81.

129. Ryd L: *Roentgen stereophotogrammetric analysis of prosthetic fixation in the hip and knee joint*, Clin Orth Relat Res 1992: 276: 56-65.

130. Santavirta S, Hoikka V, Eskola A, Konttinen YT, Paavilainen T, Tallroth K: *Aggressive granulomatous lesions in cementless total hip arthroplasty*, JBone Joint Surg Br 1990: 72(6):980-4.

131. Schmalzried TP, Akiziki KH, Fredenko AN, Mirra J: *The role of access of joint fluid to bone in periarticular osteolysis. A report of four cases*, JBone JointSurgAm 1998: 79(3):447-52.

132. Schmalzried TP, Brown IC, Amstutz HC, Engh CA, Harris WH: *The role of acetabular component screw holes and/or screws in the development of pelvic osteolysis*, Proc Inst Mech Engl 1999: 213(2):147-53.

133. Schmalzried TP, Jasty M, Harris WH: *Periprosthetic bone loss in total hip arthroplasty. Polyethylene wear debris and the concept of the effective joint space*, JBone JointSurg Am 1992: 74(6):849-63.

134. Schönrath CH, Hein W, Roth W: *Stellenwert radiologischer Veränderungen nach Hüftprothesenplastik bei der Lockerungsproblematik*, Beitr. Orthop. und Traumat 1985: 32: 585-589.

135. Schulte KR, Callaghan JJ, Kelley SS, Johnston RC: *The outcome of Charnley total hip arthroplasty with cement after a minimum twenty-year follow-up: The results of one surgeon*, JBone Joint Surg Am 1982: 75:961-975.

136. Schurman DJ, Bloch DA, Segal MR, Tanner CM: *Conventional cemented total hip arthroplasty. Assessment of clinical factors associated with revision for mechanical failure,* Clin. Orthop 1989: 240:173.

137. Semlitsch M, Willert HG: *Clinical wear behaviour of ultra-high molecular weight polyethylene cups paired with metal and ceramic ball heads in comparison to metal-on metal pairings of hip joint replacements,* Proc Inst Mech Eng 1997: 211(1):73-88.

138. Smith SW, Estok DM II, Harris WH: *Total hip arthroplasty with use of second generation cementing techniques: An eighteen-year-average follow-up study,* JBone Joint Surg Am 1998: 80:1632-1640.

139. Smith-Petersen MN: *Arthroplasty of the hip. A new method,* JBone Joint Surg Br 1939: 21 (1939)- 269.

140. Snorrason F, Karrholm J: *Primary migration of fully threaded acetabular prostheses: A roentgen stereophotogrammetric analysis,* JBone Joint Surg Br,1990: 72:647-652.

141. Sonderman P, Malchau H: *Is the Harris hip score system useful to study the outcome of total hip replacement?,* Clin Orthop 2001: 189-197.

142. Stauffer RN: *Ten year follow-up study of total hip replacement,* JBone Joint Surg Am 1982: 64(7):983-90.

143. Stiehl JB, MacMillan E, Skrade DA: *Mechanical stability of porous coated acetabular components in THA,* J Arthroplasty 1991: 6:295.

144. Stihsen C: *Migration analysis with EBRA. A five- year follow up of a cementless cup,* Dissertation Universitätsklinik für Orthopädie, Medizin Universität Graz, 2006.

145. Stihsen C, Pabinger C, Radl R, Rehak P, Windhager R: *Migration of the Duraloc cup after 5 years,* Int Orthop. 2008 Dec;32(6):791-4.

146. Stocks GW, Freeman MA, Evans SJ: *Acetabular cup migration. Prediction of aseptic loosening,* JBone Joint Surg Br 1997: 79(2):342-3.

147. Stoeckl B, Brabec E, Wanner S, Krismer M, Biedermann R: *Radiographic evaluation of the Duraloc cup after 4 years,* Int Ortho 2005: 29(1):14-7.

148. Stoekl B, Sandow M, Krismer M, Biedermann R, Wimmer C, Frischhut B: *Migration of the Duraloc cup at two years,* JBone Joint Surg Br,1999: 81(1):51-3.

149. Stranne SK, Callaghan JJ, Elder SH, Glisson RR, Seaber AV: *Screw-augmented fixation of acetabular components. A mechanichal model to determine optimal screw placement,* J Arthroplasty 1991: 6(4):301-5.

150. Sumner DR, Jasty M, Jacobs JJ, Urban RM, Bragdon CR, Harris WH, Galante JO: *Histology of porous-coated acetabular components: 25 cementless cups retrieved after arthroplasty,* Acta Orthop Scand 1993:64:619-626.

151. Sutherland CJ, Wilde AH, Borden LS, Marks KE: *A ten-year follow-up of one hundred consecutive Müller curved-stem total hip-replacement arthroplasties,* JBone Joint Surg 1982: 64A: 970.

152. Thanner J: *The acetabular component in total hip arthroplasty. Evaluation of different fixation principles,* ActaOrthop Scand Suppl 1999: 286:1-41.

153. Thanner J, Karrholm J, Malchau H, Herberts P: *Hydroxyapatite and tricalcium phosphate-coated cups with and without screw fixation. A randomised study of 64 hips,* J Arthroplasty 2000; 15(4):405-12.

154. Thanner J, Karrholm J, Malchau H, Wallinder L, Herberts P: *Migration of pressfit cups fixed with PLLA or titanium screws. A randomised study using RSA,* J Orthop Res 1996: 14(6):895-900.

155. Udofia I, Liu F, Jin Z, Roberts P, Grigoris P: *The initial stability and contact mechanics of a press-fit resurfacing arthroplasty of the hip*; J Bone Joint Surg Br. 2007 Apr;89(4):549-56.

156. Udomkiat P, Dorr LD, Wan Z: *Cementless hemispheric porous-coated sockets implanted ith press-fit technique without screws: average ten-year follow up,* JBone Joint Surg Am 2002: 84-A(7):1195-200.

157. Ungethüm M, Blömer W: *Biomechanische Aspekte zementfreier Hüftpfannen-Implantate mit Schraubverankerung,* Med Orthop Techn 1986: 106:194.

158. Valstar ER, Gill R, Ryd L, Flivik G, Börlin N, Kärrholm J: *Guidelines for standartization of radiostereometry (RSA) of implants,* Acta Orthop 2005: 76(4):563-572.

159. Van Goethem C, Pfluger DH: *Assessment of early migration and clinical evaluation of a cemented femoral stem,* Acta Orthop Belg 2005: 71(5):555-64.

160. Vasu R, Carter DR, Harris WH: *Stress distribution in the acetabular region- before and after total joint replacement,* J Biomech 1982: 15:155-164.

161. Wasielewski RC, Galat DD, Sheridan KC, Rubash HE: *Acetabular anatomy and transacetabular screw fixation at the high hip center*, Clin Orth Relat Res 2005: 438:171-176.

162. Wasielewski RC, Kruger MP: Cooperstein LA, Rubash HE: *Acetabular anatomy and transacetabular screw fixation in total hip arthroplasty*, 56th AAOS Meeting Las Vegas/Nevada, Feb 9-14 1989.

163. Wan Z, Boutary M, Dorr LD: *The influence of acetabular component position on wear in total hip arthroplasty;* J Arthroplasty: 2008; 23(1): 51-6.

164. Webering I: *Langzeitergebnisse und Migrationsanalyse sphärischer Pressfitpfannen in Kombination mit einer Pfannendachplastik,* Dissertation, Medizinische Fakultät, Bayrische Julius- Maximilians Universität, 2002.

165. Weeden SH, Paprosky WG: *Porous- ingrowth revision acetabular implants secured with peripherical screws. A minimum twelve-year follow-up,* JBone Joint Surg Am 2006: 88(6):1266-71.

166. Wetherell RG, Amis AA, Heatley FW: *Measurement of acetabular erosion. The effect of pelvic rotation on common landmarks,* J Bone Joint Surg Br. 1989: 71(3):447-51.

167. *Obesity: preventing and managing the global epidemic,* WHO Technical Report Series 894; Genf 2000.

168. Wilkinson JM, Hamer AJ, Elson RA, Stockley I, Eastell R: *Precision of EBRA-Digital software for monitoring implant migration after THA,* J Arthroplasty 2002: 17(7):910-6.

169. Willert HG, Ludwig J, Semlitsch M: *Reaction of bone to methacrylate after hip arthroplasty. A long-term gross, light microscopic, and scanning electron microscopic study,* JBone Joint Surg Am 1974: 56:1368.

170. Willmann G: *Ceramic femoral head retrieval data,* Clin Orthop,2000: 379:22-28.

171. Wilson-MacDonald J, Morscher E, Masar Z: *Cementless uncoated polyethylene acetabular components in total hip replacement. Review of five- to ten-year results,* JBone Joint Surg 1990: 72B: 423.

172. Wolff J: *Das Gesetz der Transformation der Knochen,* Hirschwald, Berlin 1982: 1-152.

173. Won CH, Hearn TC, Tile M: *Micromotion of cementless hemispherical acetabular components,* JBone Joint Surg Br 1995: 77 (3):484-489.

174. Wroblewski BM: *15-21 year result of the Charnley low-friction arthroplasty*, Clin Orthop 1986: 211:30-35.

175. Wroblewski BM, Taylor GW, Siney P: *Charnley low-friction arthroplasty: 19-25-year results*, Orthopedics 1992: 15:421.

176. Wykman AG: *Acetabular cement temperature in arthroplasty. Effect of water cooling in 19 cases*, Acta Orthop Scand 1992: 63:543.

177. Zicat B, Engh CA, Gokcen E: *Patterns of osteolysis around total hip components inserted with and without cement*, JBone Joint Surg 1995: 77-A: 432.

178. Zichner L, Lindenfeld T: *In vivo Verschleiß der Gleitpaarung Keramik-Polyethylen gegen Metall-Polyethylen*, Orthopäde 1997, 26:129-134.

179. Zwartele RE, Brand R, Doets HC: *Increased risk of dislocation after primary total hip arthroplasty in inflammatory arthritis: a prospective observational study of 410 hips*, Acta Orthop Scand 2004: 75(6):684-90.

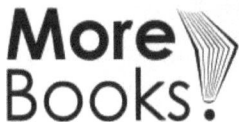
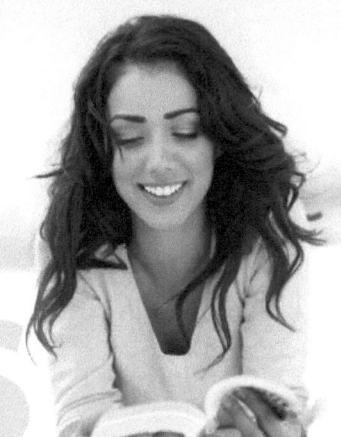

I want morebooks!

Buy your books fast and straightforward online - at one of world's fastest growing online book stores! Environmentally sound due to Print-on-Demand technologies.

Buy your books online at
www.morebooks.shop

Kaufen Sie Ihre Bücher schnell und unkompliziert online – auf einer der am schnellsten wachsenden Buchhandelsplattformen weltweit! Dank Print-On-Demand umwelt- und ressourcenschonend produziert.

Bücher schneller online kaufen
www.morebooks.shop

KS OmniScriptum Publishing
Brivibas gatve 197
LV-1039 Riga, Latvia
Telefax: +371 686 204 55

info@omniscriptum.com
www.omniscriptum.com

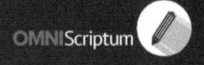

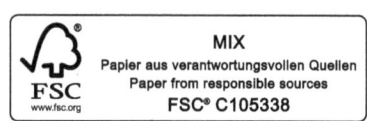

Printed by Books on Demand GmbH, Norderstedt / Germany